AUXILIAR DE ÓPTICA

Manual con DIPLOMA ACREDITATIVO opcional

PRÓLOGO

Este manual es un material didáctico elaborado con criterios profesionales, con un enfoque práctico, estructura muy sencilla de fácil lectura, con ejercicios de autocomprobación y solucionario, que le permitirá verificar los conocimientos adquiridos de la profesión de Auxiliar de Óptica.

DIPLOMA ACREDITATIVO. Puede examinarse de forma opcional de los contenidos de este manual, y obtener el Diploma correspondiente.

Para ello deberá contactar con el centro examinador a través del correo **prueba@cuper.es**, y le informarán de las condiciones del examen.

CONTENIDO

Tema 1
El sentido de la vista
- Anatomía y fisiología del ojo.
- La cornea.
- La esclerótica.
- Las coroides.
- La retina.
- El iris.
- El cuerpo ciliar.
- El humor acuoso.
- El cristalino.
- El humor vítreo.
- Las vías ópticas.
- La movilidad ocular.
- El ojo como sistema óptico.
- La visión normal.
- El sentido cromático.
- El sentido luminoso.
- La visión binocular.

Tema 2
Problemas visuales
- La refracción.
- La miopía.
- La hipermetropía.
- El astigmatismo.
- La presbicia.
- Problemas binoculares.
- Ambliopía.
- Estrabismo.
- Foria.
- La fijación.
- El seguimiento visual.
- Problemas acomodativos.

Tema 3
Los instrumentos ópticos
- La luz y sus propiedades.
- Componentes de un instrumento óptico.
- Lentes convergentes.
- Lentes divergentes.
- Espejos.
- Prismas.

Tema 4
Tratamientos
- Breve historia de la óptica geométrica y de las lentes.
- La graduación.
- Exámenes objetivos.
- Exámenes subjetivos.
- La prescripción óptica.
- El frontofocómetro.

Tema 5
Las lentes oftálmicas
- Tipos de lentes oftálmicas.
- Fabricación de las lentes oftálmicas.
- Proceso de producción d una lente.
- Fabricación de lentes individualizadas.
- La fabricación de las lentes de stock y semiterminadas.
- Fabricación de lentes bifocales orgánicas y de cristal.
- Fabricación de las lentes progresivas.
- Un ajuste personalizado.
- Lentes según la alteración visual.
- Soluciones de lentes clásicas.
- Lentes para astigmatismo.
- Lentes con prisma.
- Lentes bifocales.
- Lentes progresivas.

Tema 6
La montura de las gafas
- Evolución histórica.
- El diseño de las monturas.
- Proceso de diseño de las monturas.
- Tipología de las monturas.
- Materiales para la fabricación de monturas.
- Materiales para recubrimiento electrolítico.
- Lacas decorativas y de protección.
- Materiales plásticos.
- La forma de las monturas.
- Componentes.
- Medidas de las monturas.
- Formas combinadas de monturas.
- Diseño y moda.
- L ajuste apropiado.

Tema 7
Las lentes de contacto
- ✓ Materiales para lentes de contacto.
- ✓ Tiempo de uso de las lentes de contacto.
- ✓ Frecuencia de reemplazo de las lentes.
- ✓ Diseño para lentes de contacto.
- ✓ Otras lentes de contacto.
- ✓ Uso y cuidados de las lentes de contacto.
- ✓ Problemas con lentes de contacto.
- ✓ Proceso de fabricación de las lentes de contacto.

Tema 8
El establecimiento de óptica
- ✓ Sistema de garantía de calidad.
- ✓ Dirección técnica.
- ✓ Locales e instalaciones.
- ✓ Condiciones higiénico-sanitarias.
- ✓ Utillaje mínimo.
- ✓ Procedimiento de trabajo.
- ✓ Registro de evaluaciones.

Tema 9
El/la Auxiliar de óptica
- ✓ Tareas de los auxiliares de óptica.
- ✓ Su perfil.
- ✓ Conocimiento actualizado.
- ✓ Alerta de los sentidos.
- ✓ Actitud de servicio.
- ✓ Cumplir las promesas.
- ✓ Irradiar entusiasmo.

Tema 10
Las técnicas de venta
- ✓ El entrenamiento de ventas.
- ✓ Estructura del proceso de venta.
- ✓ El primer contacto con el cliente.
- ✓ Detección de necesidades y motivaciones.
- ✓ Argumentación de ventas.

Tema 11
La atención al cliente
- ✓ Causas de una atención inadecuada.
- ✓ Aspectos que contribuyen a una mejor atención al cliente.
- ✓ La comunicación.

- ✓ Hacia una nueva comunicación en los centros ópticos.
- ✓ Estrategia de marketing.
- ✓ Cómo comunicar con los clientes.
- ✓ Organizar la comunicación.

Cuestionario
Solucionario

TEMA 1

EL SENTIDO DE LA VISTA

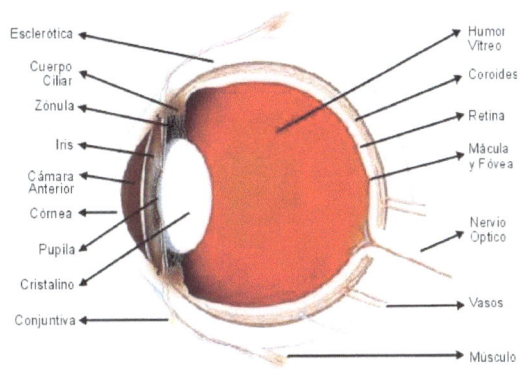

El ojo
El ojo, llamado también Globo Ocular, es el órgano de la visión tiene forma más o menos esférica y se halla situado en el interior de la órbita.

Anatómicamente, se distinguen tres membranas o concéntricas que desde el exterior al interior del globo ocular son:

> Una membrana fibrosa formada por la Esclerótica que cubre las 5/6 partes posteriores, y la Córnea que cubre el 1/6 anterior del globo ocular. Existe una diferencia sustancial entre la Esclerótica y la Córnea: La Esclerótica es opaca, es decir, no transparente a los rayos luminosos, mientras que la cornea sí que lo es.
> Una membrana pigmentaria vascular llamada también **Uvea** formada a su vez por la Coroides, Zona Ciliar e Iris.
>   - **La Coroides,** tiene una doble función:
>   - Nutrir a la Retina, al cuerpo Vítreo y al Cristalino.
>   - Opacificar a la Esclerótica.
>   - **La Zona Ciliar**, está situada entre las Coroides por detrás y el Iris por delante, sujetando el Cristalino.
>   - **El Iris**, situado delante de la zona Ciliar, es una membrana de coloración variable que tiene en su centro el orificio pupilar, el cual aumentará o disminuirá de tamaño, según exista poca o mucha luz.

> Una membrana nerviosa, constituida por la **Retina**, que es la verdadera membrana visual, en la misma se imprimen como en una película fotográfica, las imágenes de los objetos exteriores. Esta membrana está formada por las células conocidas como "Conos" y "Bastones". Las primeras servirán para captar los colores y las segundas para los tonos grises. El punto más sensible de la Retina es la mácula Lútea y en cambio es completamente insensible, la Pupila óptica o punto ciego, por donde sale el Nervio óptico, Será el que pondrá en contacto el ojo con el cerebro.

El cristalino

Está situado inmediatamente detrás de la pupila. Se trata de una lente transparente y elástica biconvexa que tiene la función de concentrar, sobre la mácula de la retina los rayos de luz, penetrados en el ojo, a través del agujero pupilar, situado por delante de la lente.

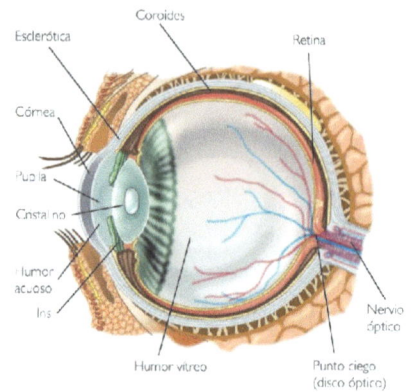

El interior del ojo no está vacío, sino que está lleno de líquido, existiendo dos tipos: Humor Acuoso que está situado entre el cristalino y la córnea y el Humor Vítreo que está situado entre el Cristalino y la Retina.

El ojo, situado en la órbita, esté cubierto por los párpados que son dos: uno superior y otro inferior. Cubriendo los párpados, por dentro, y la esclerótica por delante, existe otra membrana, que es la Conjuntiva. Detrás del párpado superior se encuentra la Glándula lacrimal que será la encargada de segregar lágrimas que servirán para humedecer el ojo.

El aparato lacrimal en el cual se encuentra la glándula lacrimal está formado además por: los puntos lacrimales que son dos, situados en ambos párpados y que mediante los conductos desembocan en el saco del mismo nombre. Se trata de una pequeña cavidad a partir de la cual las lágrimas se dirigen hacia el conducto nasal. El conducto nasal lleva el líquido lacrimal hacia la fosa nasal correspondiente.

Fisiología

La luz atraviesa la córnea y va a parar al cristalino, graduándose la entrada de mayor a menor cantidad de luz por el tamaño de la pupila que, a su vez, será regulada por el iris. Una vez la luz ha llegado al cristalino, éste la dirige hacia la retina, que es la que recogerá la imagen y la transmitirá por medio del nervio óptico al cerebro, que será el que recogerá las imágenes y las reconocerá como tales.

Vamos a ampliar conceptos
El ojo humano es el órgano anatómico que recoge en su interior la estructura sensible que hace posible el inicio del complejo proceso de la visión. Por su forma se le denomina Globo ocular. Es un órgano par situado a ambos lados del plano sagital, protegido por grasa y tejidos blandos y por las paredes óseas que componen las cavidades orbitarias, donde además del globo ocular se alojan el nervio óptico, los músculos oculares, la glándula lagrimal, vasos y nervios. Los párpados, las pestañas y las lágrimas son protectores del ojo.

Cuando miramos a una persona de frente, vemos que sus dos ojos están separados por la nariz. Es por ello por lo que a la parte interna de los ojos se la puede calificar con el adjetivo de parte nasal. Por el contrario, la externa de cada ojo está en la zona más próxima a los huesos temporales del cráneo y por ello recibe este adjetivo posicional (temporal). Además la parte interna o nasal recibe el calificativo anatómico de medial y la parte externa o temporal es denominada asimismo lateral. Añadiendo los términos superior e inferior y en otra orientación anterior y posterior podremos reconocer espacialmente cualquiera de las estructuras del ojo.

El globo ocular, esfera de unos 24 mm de diámetro anteroposterior, está formado de fuera a dentro por tres capas concéntricas:

- La exterior es la *túnica fibrosa o córneo-escleral* que se compone de dos segmentos esféricos; el anterior la córnea, es la porción más pequeña y prominente; el posterior es la esclerótica. Revistiendo los párpados por su cara posterior (interior) y parte de la esclera anterior (por su exterior) está la conjuntiva, membrana en la que se vierte la secreción lagrimal que participará en la nutrición y protección de las capas superficiales de la córnea. Técnicamente, la **esclera** es el tejido que va desde la córnea hasta el nervio óptico en el extremo posterior del ojo. Está compuesta por fibras de colágeno y los profesionales sanitarios aseguran que es muy fuerte, resistente y opaca

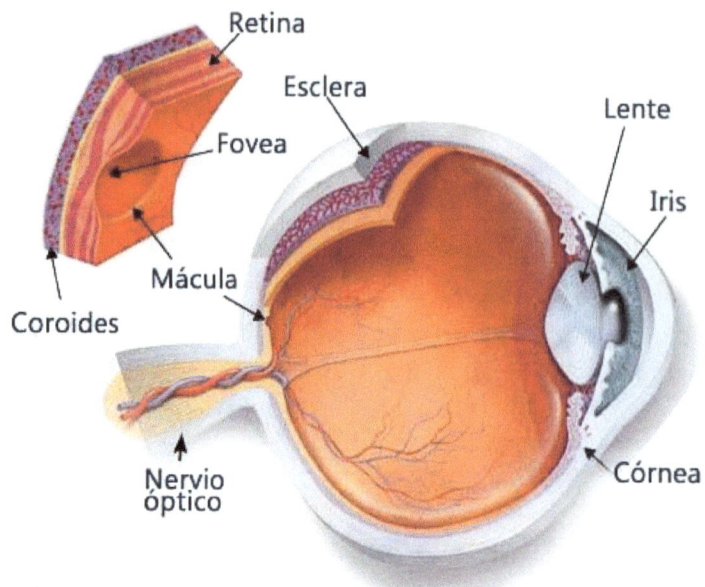

- La capa intermedia (úvea) es la *túnica vascular*, la componen por delante, el iris, por detrás, la coroides, y la unión de ambos, un engrosamiento que se conoce con el nombre de cuerpo ciliar.

- La capa interna, *túnica nerviosa* es la retina, que se continúa por delante con la capa profunda del cuerpo ciliar y del iris.

La cornea

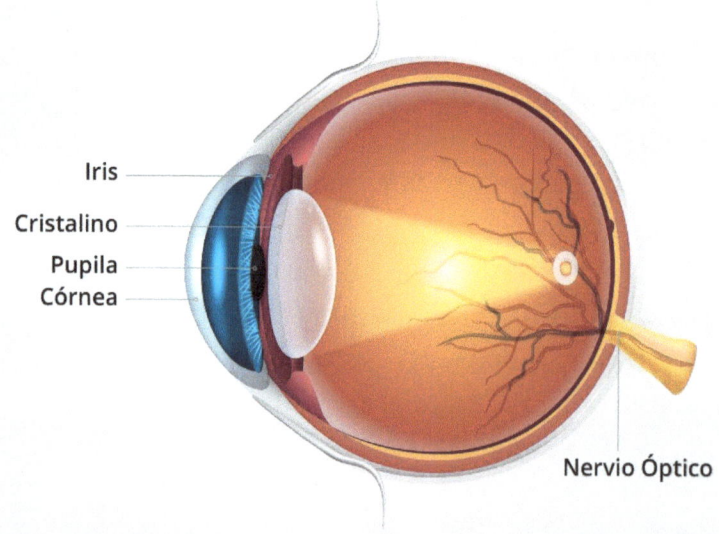

Es la porción anterior clara y transparente de la capa externa del globo ocular. Es la superficie refractante mayor del ojo y la más sensible del cuerpo, dada la abundancia de fibras nerviosas que contiene. Su función fisiológica principal es mantener la superficie del ojo lisa y transparente, mientras protege el contenido intraocular. Se continúa con la esclerótica. Tanto por delante como por detrás se encuentra la córnea bañada por líquidos, que le proporcionarán los elementos nutrientes para el metabolismo corneal dado que no tiene vasos sanguíneos. La lágrima humedece el epitelio corneal o cara anterior y el humor acuoso hacen posible la nutrición desde la cara posterior o endotelial.

La esclerótica o esclera

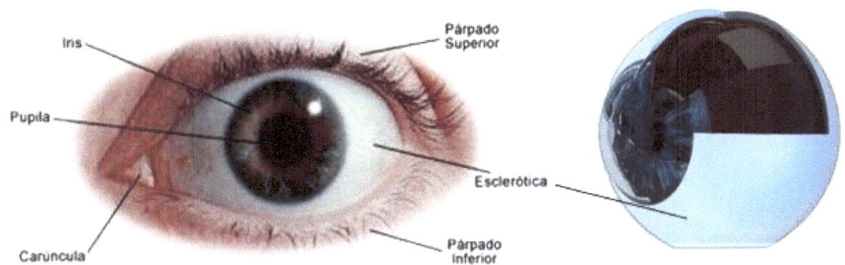

Es la túnica que junto con la córnea, forma la capa fibrosa externa del globo ocular. Constituye el esqueleto del globo ocular. Está compuesta de haces de tejido conjuntivo y fibras elásticas que le dan una consistencia fuerte, permitiéndole mantener la forma del ojo a pesar de alcanzar un espesor máximo de 1 mm. En su parte delantera presenta las inserciones de los músculos extrínsecos del ojo, y en el polo posterior, la salida del nervio óptico, la vena central de la retina y accede al interior del ojo la arteria central de la retina.

La coroides

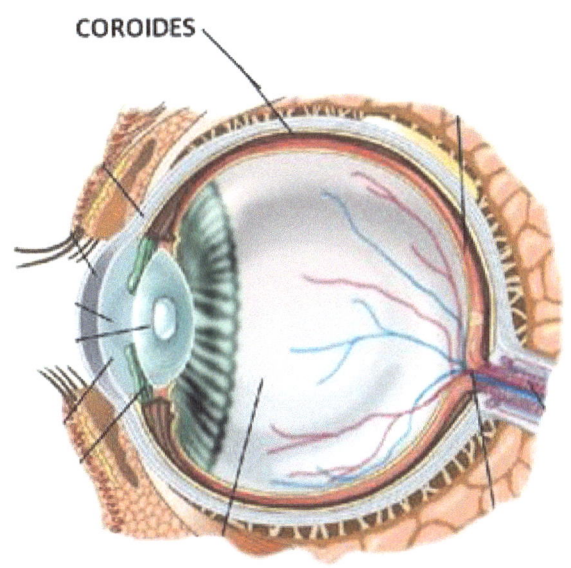

Constituye la mayor parte de la región uveal. Se sitúa entre la esclerótica y la retina. Se compone principalmente de vasos sanguíneos que le confieren su color pardusco. Tiene como función primaria nutrir la retina, el cuerpo vítreo y el cristalino.

La retina

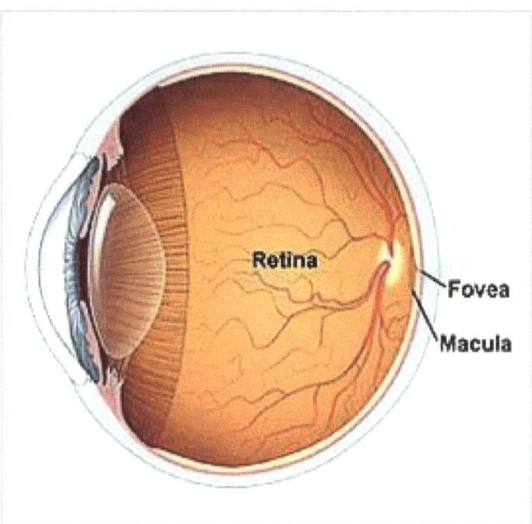

Es la capa más interna del ojo, situada entre la coroides y el cuerpo vítreo. Entre otros elementos está constituida por una expansión del nervio óptico. Es una estructura compleja, con numerosos tipos de células y una disposición anatómica en diez estratos o capas. En las más externas están los elementos celulares encargados de la transformación de la energía luminosa en energía bioeléctrica (fotorreceptores) mientras que las más internas están encargadas de la transmisión de dicha energía, conduciendo el estímulo visual hacia el cerebro y representando el primer escalón de la vía óptica.

Las primeras neuronas de esta vía óptica son las células bipolares; las segundas las ganglionares. La zona anatómica más importante de la retina es la mácula. Es la retina central y a ese nivel aparece únicamente un tipo de fotorreceptores que se denominan conos. En la retina periférica los fotorreceptores predominantes son denominados por su forma más alargada bastones; éstos aumentan en número o densidad a medida que nos alejamos de la zona macular al tiempo que disminuyen los conos. Los conos son sensibles a la luz intensa y su riqueza en pigmentos fotosensibles les confiere la capacidad de discriminar los colores.

Los bastones están dotados de un pigmento que les permite generar sensación visual en condiciones de baja iluminación y en la oscuridad; no pueden percibir los colores pero están muy capacitados, gracias también a las conexiones interneuronales, para percibir los movimientos de los objetos dentro del espacio en el que originan estímulos visuales que pueden ser captados por el ojo estático (esa porción de espacio será denominada campo visual). Por lo tanto, a los conos conciernen la agudeza visual y la discriminación del color con iluminación de gran intensidad. A los bastones corresponde la visión con iluminación escasa.

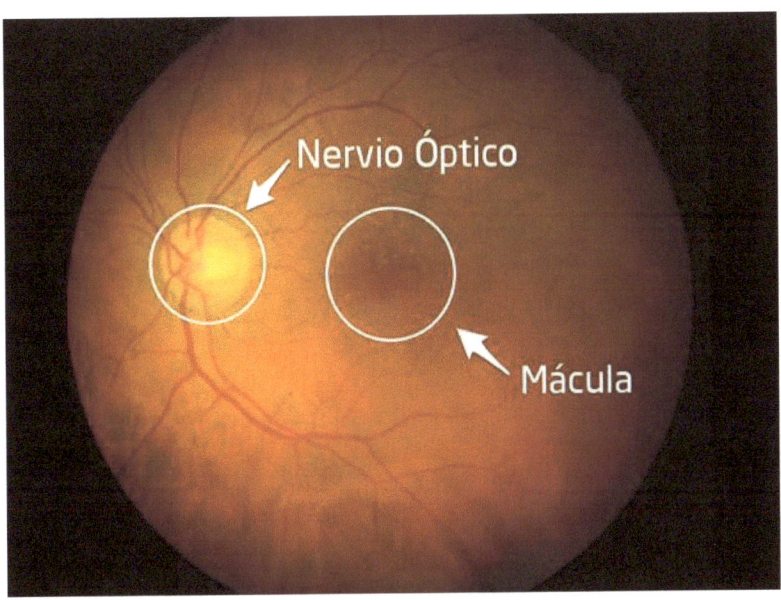

En el punto correspondiente al eje del globo ocular sobre la superficie interna, la retina presenta una extensión avascular, la mácula lútea, en cuyo centro se encuentra una pequeña depresión, la *fóvea central*. Provista de una gran concentración de conos, y casi sin bastones constituye la zona de la visión nítida. A unos 3 mm hacia el lado interno del polo posterior del ojo, se encuentra la cabeza del nervio óptico (papila), zona constituida por fibras nerviosas sin poder visual, motivo por el cual se llama también punto ciego. En el resto de la retina existe abundancia de bastones y la concentración de conos decrece paulatinamente a medida que aumenta la distancia a la mancha amarilla.

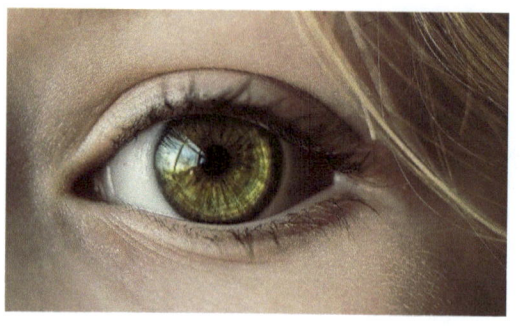

El iris

Es una membrana situada detrás de la córnea e inmediatamente delante del cristalino. Es llamativo al observador por ser la parte que da el color que caracteriza a nuestros ojos (marrón, castaño, azul, verde, etc.). Es de color variable, de forma circular y está perforada en su centro por una abertura también circular (pupila), cuyo tamaño varía por la acción del músculo esfínter y dilatador de la pupila que, de manera refleja, controlan la cantidad de luz que entra en el ojo. La contracción pupilar no sólo se produce en el ojo expuesto a un aumento en la iluminación, sino que también se manifiesta en el otro ojo (contracción consensual).

El cuerpo ciliar

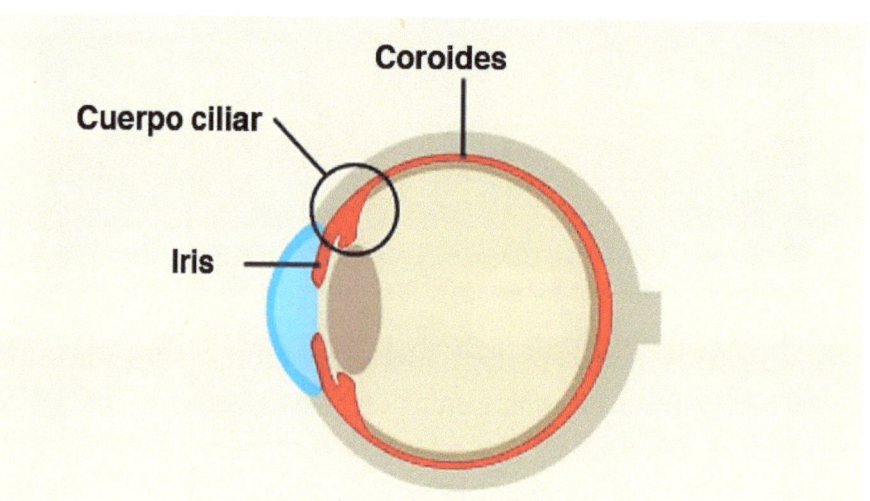

Se compone de los procesos ciliares y el músculo ciliar, que lleva a cabo la acomodación o enfoque del cristalino. Los procesos ciliares, en extremo vasculares, sirven para la secreción de los líquidos nutricios del interior que alimentan especialmente a la córnea, al cristalino y al vítreo. Es la estructura especializada en la producción del humor acuoso ocular, que será necesario en el mantenimiento de la anatomía y fisiología del segmento anterior del ojo (las partes fundamentales que conforman este segmento anterior ocular son la córnea, el iris y el cristalino).

El humor acuoso

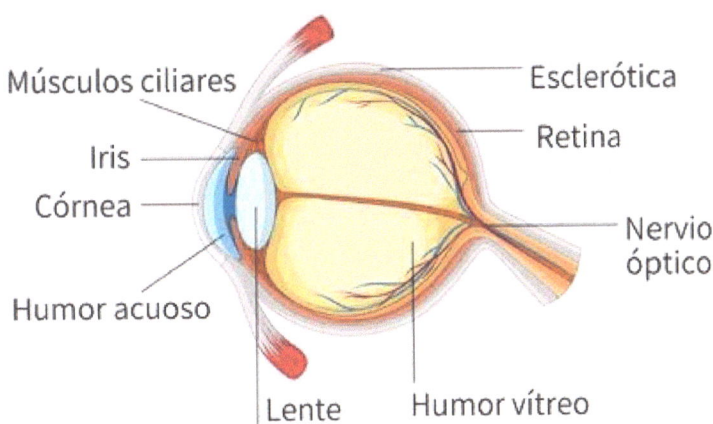

Es un líquido cuya composición se asemeja a la del plasma con supresión de casi todas las proteínas. Contribuye al mantenimiento de la presión intraocular, y facilita el metabolismo del cristalino, y de la córnea que carecen de vasos. Secretado por el cuerpo ciliar fluye en la cámara posterior entre el iris y el cristalino, desde aquí pasa a la cámara anterior a través de la pupila. También es el responsable en gran medida del mantenimiento de un adecuado tono o tensión ocular.

El cristalino

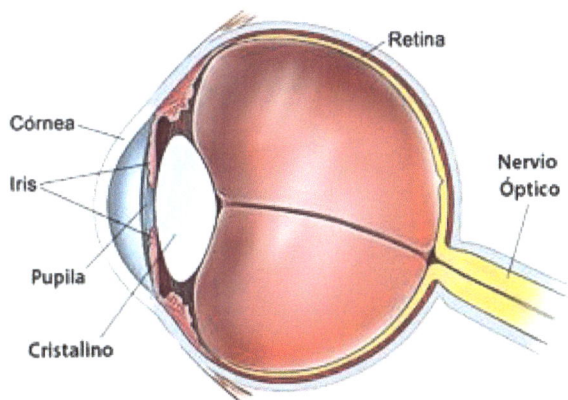

Es una lente, un órgano encapsulado, de forma lenticular, transparente, biconvexo, formado por una serie de laminillas concéntricas. Suspendido de los procesos ciliares por filamentos es una esfera hueca de células epiteliales. La función del cristalino, junto con la córnea consiste en enfocar los rayos de manera que formen la imagen sobre la mácula. Su poder refringente varía según la distancia a la que se sitúe el objeto. La modificación en la refringencia del cristalino, acomodación, se produce con el cambio en su forma por acción del músculo ciliar. La capacidad de acomodación es máxima en el recién nacido, disminuyendo progresivamente con la edad. Sobre los 40 años se pierde toda potencia acomodativa (presbicia). La visión neta cercana a partir de esa edad se ha de conseguir mediante el uso de lentes.

El humor vítreo

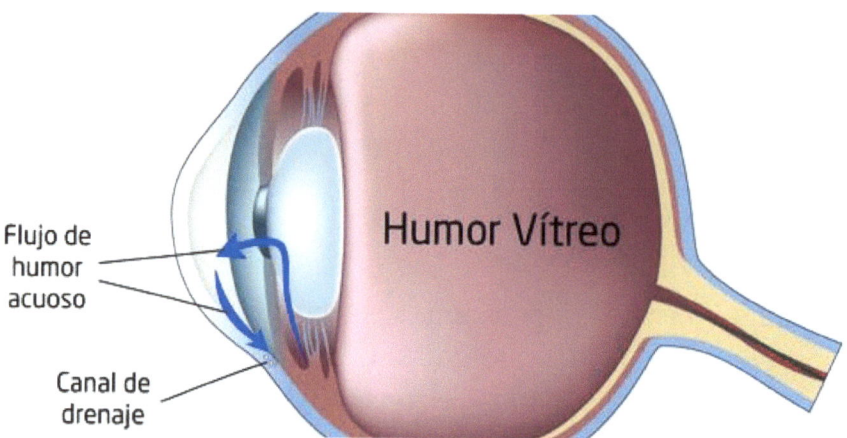

Es una masa transparente, incolora, de consistencia blanda, que ocupa la cavidad posterior del globo ocular. Situado entre el cristalino, el cuerpo ciliar y la retina, constituye el volumen más amplio del ojo. Carente de vasos, se nutre de los tejidos próximos: coroides, cuerpo ciliar y retina. El vítreo es una estructura implicada en la génesis de los desprendimientos de retina y todavía tenemos grandes lagunas en el conocimiento de su fisiología.

Las vías ópticas

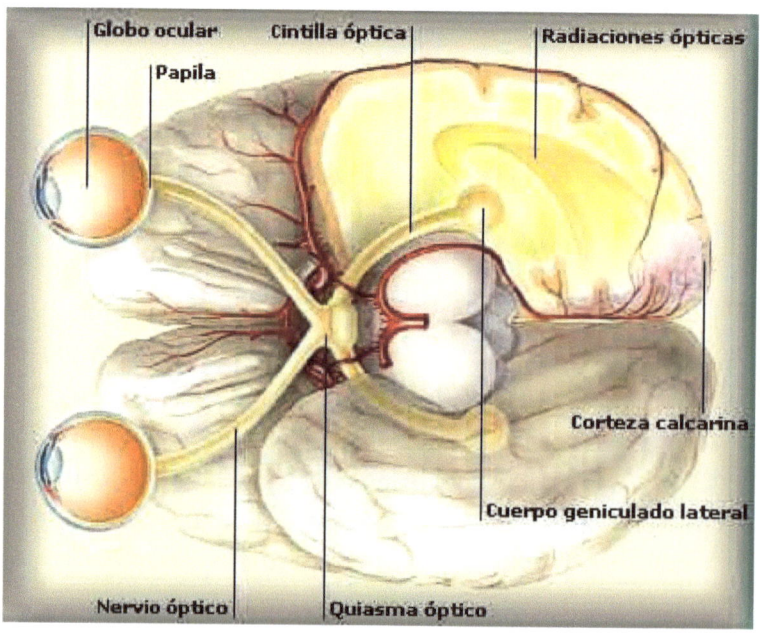

El sistema visual que se inicia en el globo ocular se continúa por las vías ópticas hasta llegar a los centros ópticos. La vía óptica comunica el globo ocular con el cerebro. Las vías ópticas, que transportan los estímulos luminosos, están representadas por dos nervios ópticos, el quiasma óptico y las dos bandas o cintillas ópticas, el tálamo y las radiaciones ópticas. La vía óptica tiene una estructura compleja y permite que la información que procede de los dos ojos se mezcle de manera que cada hemisferio cerebral recibirá parte de los estímulos recogidos por cada uno de los ojos. En líneas generales podemos resumir esta distribución de fibras como sigue:

La retina quedaría dividida por una línea vertical que pasaría por la mácula en dos grandes campos, retina nasal la interna y retina temporal la externa. Las fibras nerviosas, axones de las células ganglionares, procedentes de la retina temporal quedan dispuestas en la parte lateral o externa del nervio óptico y las fibras que se originan en la retina nasal se colocan en la parte medial o interna. Además están ordenadas de modo que las fibras procedentes de la parte superior de la retina quedan en posición superior en el nervio óptico y las relacionadas con la retina inferior están en la parte inferior del nervio.

A nivel del quiasma tiene lugar la mezcla o cruce de la información procedente de ambos ojos, de modo que las fibras nasales se cruzan en su totalidad, permaneciendo en su lado las fibras temporales.

De este modo en las cintillas ópticas encontramos fibras de la retina temporal del ojo del mismo lado y fibras de la retina nasal del ojo contralateral. Más concretamente, en la cintilla derecha hay fibras temporales del ojo derecho y nasales del izquierdo y en la cintilla izquierda se reúnen las fibras temporales del ojo izquierdo con las nasales que provienen de la retina del ojo derecho.

Las cintillas llegan al tálamo, estructura del diencéfalo, en el que tiene lugar la sinapsis o unión con la tercera neurona de todas las vías sensibles del organismo. La escala de las fibras implicadas en la visión tiene lugar en el denominado cuerpo geniculado externo.

Desde el cuerpo geniculado externo talámico los estímulos visuales son conducidos a la zona occipital cerebral por las radiaciones ópticas. Las radiaciones del hemisferio cerebral derecho proceden de las mitades derechas de las retinas (temporal del ojo derecho y nasal del ojo izquierdo). Las fibras superiores, originadas en la retina superior, terminan por encima de la cisura calcarina y las fibras inferiores realizan sus sinapsis por debajo de la misma.

Las radiaciones ópticas del hemisferio izquierdo proceden de la retina temporal del ojo izquierdo y de la nasal del derecho (mitades izquierdas de las retinas). La retina recoge la sensibilidad de forma cruzada de manera que las hemirretinas derechas son estimuladas por luz y objetos localizados espacialmente a la izquierda del observador y al contrario en el caso de las retinas izquierdas.

Llamamos hemirretinas derechas a la mitad derecha (nasal) de la retina del ojo izquierdo y a la mitad temporal del ojo derecho. Son hemirretinas izquierdas la temporal del ojo izquierdo y la nasal del derecho. De esta forma, y debido a la disposición de las fibras a lo largo del proyecto de la vía óptica, el lóbulo occipital derecho recoge la información visual de lo que acontece a la izquierda del observador y el lóbulo occipital izquierdo procesará los estímulos originados por la luz y los objetos situados a la derecha.

El ojo humano funciona de tal manera que permite la transformación de la energía de la luz en una energía bioeléctrica que recorre la vía óptica y llega al cerebro. Es en este nivel en el que se procesa la información, y por la diferente modulación de la corriente originada por cada tipo de estímulo se realiza la interpretación de la imagen visual.

La movilidad ocular
El ojo gira libremente en todas las direcciones gracias a sus seis músculos, los músculos extrínsecos, los cuatro rectos y los dos oblicuos, que tienen su origen en las paredes de la órbita y se insertan en la esclerótica.

Ambos ojos se mueven simultáneamente (movimientos asociados), regulados por centros de asociación que inervan grupos de músculos de los dos ojos al mismo tiempo.

El ojo como sistema óptico
El ojo se puede considerar como un sistema óptico compuesto concéntrico ya que posee una serie de estructuras encargadas del correcto enfoque de los haces de luz que deben ser proyectados sobre

la retina con la mayor nitidez posible para una correcta visión. El ojo tiene un funcionamiento similar a una cámara oscura cuyo objetivo está constituido por el conjunto de medios transparentes que, de fuera a dentro, son la capa delgada de lágrimas, la córnea, el humor acuoso, el cristalino, el vítreo y las primeras capas de la retina, previa a los conos y los bastones. Transparencia, curvatura e índice de refracción de los diversos medios, así como la regularidad de las superficies limitantes, dan como resultado la formación de la imagen al nivel de la capa sensible de la retina.

Tal disposición permite a los rayos que penetran en el ojo converger progresivamente hasta unirse a la capa sensible de la retina, formando la imagen de objetos. Esto ocurre en el ojo emétrope u ojo ópticamente normal.

El primer dioptrio que se encuentra la luz en su camino hacia la retina es la córnea que se puede considerar como una lente convergente de unas 43 dioptrías de potencia. A continuación los haces luminosos encuentran el humor acuoso que tiene menos importancia porque su índice de refracción es 1.33, similar al de la córnea y apenas modifica la trayectoria. La segunda lente está constituida por el cristalino, que a diferencia de la córnea tiene un poder refractivo variable, ya que su forma puede ser modificada por la acción del músculo ciliar, que aumenta o disminuye su grosor según sea necesario para el enfoque de las imágenes en función de la distancia a que se encuentren los objetos. Este mecanismo de enfoque se conoce como acomodación y es de gran importancia en la visión cercana (menos de 6 metros). El acto de acomodación se acompaña de la contracción de la pupila y de la convergencia de las líneas visuales.

El grado de acomodación ha de variar para cada distancia a la que se sitúe el objeto, no pudiendo estar adaptado a la vez para dos distancias diferentes. De ahí que mientras se mira a lo lejos, los objetos distantes aparezcan claros y los cercanos, nublados. Debido a que los rayos paralelos, procedentes de los objetos lejanos, se reúnen en la retina y los que provienen de los objetos cercanos, divergentes, se enfocan detrás de la retina. Ahora bien, cuando aumenta el poder refringente del ojo por la acomodación, los rayos paralelos provenientes de los objetos lejanos se enfocan delante de la retina y los divergentes, procedentes de los objetos cercanos, se enfocan en la retina. Aquellos aparecen borrosos y éstos, con nitidez. Una vez superado el cristalino, los haces tienen que atravesar el humor vítreo, medio que tampoco tiene gran influencia en la refracción.

Dada la gran potencia refractiva de la córnea y del cristalino, el foco del sistema óptico se encuentra en la cámara vítrea, lo que hace que los rayos inviertan su trayectoria y formen una proyección "al revés" sobre la retina. Esta imagen invertida será corregida una vez que llegue a la corteza cerebral, donde cada punto será "recolocado" en su verdadera posición.

La visión normal
La visión es la función del ojo, del sistema visual. Por razones metodológicas, para su estudio, se subdivide la función en: sentido de la forma, sentido cromático y sentido luminoso (May y Allen, 1979).
El *sentido de la forma* es la facultad del ojo para percibir la figura y la forma de los objetos. Se denomina también agudeza visual. El contraste, la iluminación, el estado fisiológico y la edad del sujeto son factores que la modifican para un ojo normal.

Para que un ojo tenga una agudeza visual normal se deben cumplir las siguientes condiciones:
- ✓ El estado de refracción ocular debe ser de emetropía o en el caso de que exista un defecto de refracción (ametropía) estará bien corregido por cualquiera de los métodos posibles.
- ✓ Las estructuras oculares que son atravesadas por la luz deben mantener la transparencia.
- ✓ La mácula (retina central) y la vía óptica que le corresponde, así como el área 17 del córtex tienen que estar en condiciones de normalidad anatomofisiológica.

En estado de reposo, el ojo normal está adaptado para converger los rayos paralelos procedentes de los objetos lejanos sobre la mácula, por acción de los poderes refringentes de los medios transparentes del ojo, preferentemente de la córnea y del cristalino. Es lo que constituye la visión lejana. Los rayos divergentes que proceden de un objeto cercano son enfocados también sobre la retina, visión próxima. Requiriéndose para ello el concurso del aumento del poder refringente del cristalino (acomodación) que permite la disminución de la distancia focal, aumentando el grosor de la lente intraocular.

Los rayos luminosos que caen sobre un lado de la retina proceden del lado opuesto del campo visual. La porción superior de la retina recibe las imágenes de los objetos situados en la parte inferior del campo visual y la mitad temporal de la retina recibe las imágenes de los objetos situados en el campo nasal. Por tanto, la imagen retiniana es siempre una imagen invertida. Tras el cruce de las fibras nerviosas en el quiasma, la proyección en la corteza dará lugar a una imagen derecha. La mayor agudeza visual se alcanza en la mácula mientras se mira directamente. Es lo que constituye la visión central.

Cuando la imagen de un objeto no cae sobre la mácula determina una visión sin nitidez, pero de gran importancia para la lectura, para ver imágenes de gran tamaño, para el desplazamiento y otras actividades de seguridad y guía. Se trata de la visión periférica.

El espacio en el que pueden ser vistos los objetos mientras la mirada permanece fija en un punto determinado es el campo visual. Su amplitud varía con el tamaño de los objetos y con su color, con la intensidad de la iluminación ambiente, con el contraste entre objeto y fondo y con el estado de adaptación del ojo. En un ojo normal abarca hacia fuera 90º ó más; hacia dentro, entre 45º y 60º; hacia arriba entre 45º y 55º; y, hacia abajo, entre 50º y 70º.

Un campo visual normal exige:
- La transparencia de córnea, cristalino y vítreo.
- La retina debe mantener su integridad tanto en la zona macular (que se corresponderá con el campo visual central) como en la zona periférica (que determinará la extensión total del campo (campo visual periférico).
- Cuando tenga que determinarse la normalidad del campo visual central, el ojo que se explora tiene que estar en óptimas condiciones refractivas, puesto que el campo central se influye por una buena agudeza visual, circunstancia que no ocurre con el campo visual periférico, que puede mantenerse normal con bajas agudezas visuales.

El sentido cromático
Es la capacidad del ojo para percibir los colores. Compete a los conos, sensibles sólo con iluminación de gran intensidad. En condiciones de baja iluminación o de oscuridad, los objetos aunque puedan verse aparecen de color grisáceo.

El campo visual para los colores es más reducido que para el blanco. Los límites del campo cromático corresponden a los puntos en los cuales los colores son reconocidos; dependiendo su extensión del tamaño de los objetos, del brillo y de la iluminación.

El sentido luminoso
Es el poder del ojo para distinguir gradaciones en la intensidad de la iluminación.

La acomodación de la sensibilidad de la retina a las variaciones de intensidad de luz es la adaptación. El ojo se ajusta al pasar de ambientes luminosos a ambientes oscuros, adaptación a la oscuridad. Después de un cambio brusco de luz brillante a oscuridad, la adaptación máxima a pequeñas intensidades de luz se alcanza a los 30 minutos. En el fenómeno inverso se produce deslumbramiento, que se contrarresta gradualmente por el efecto de la adaptación a la luz.

La visión binocular
Cuando miramos un objeto se producen simultáneamente, en la retina de ambos ojos, sendas imágenes, que no son iguales, ya que cada ojo observa el objeto desde un ángulo distinto, aunque la diferencia es muy pequeña. Estas dos imágenes, ligeramente diferentes, producen la sensación de relieve, de profundidad del objeto.

La visión binocular es un reflejo condicionado que exige la alineación correcta de los ojos desde el período neonatal y la proyección de imágenes similares en cada retina. La visión binocular es una facultad que se adquiere a partir de reflejos posturales, de fijación, de acomodación y de convergencia, dominados por el reflejo de fusión.

Percepción simultánea, fusión y estereopsia son tres fenómenos perceptores que se incluyen en la visión binocular, pudiendo actuar simultáneamente. El primero de ellos es el menos desarrollado, y el último el de mayor desarrollo en el ojo normal.

La imagen que se proyecta en la retina de cada ojo es distinta y así se transmite al cerebro, percepción simultánea. No obstante, las imágenes de un objeto visto con ambos ojos caen sobre porciones correspondientes de las retinas, dando lugar a una impresión visual única.

La fusión es el resultado de los objetos proyectados en los puntos retinianos correspondientes, con sus dos imágenes fundidas a nivel del SNC en una sola percepción

La estereopsia es la percepción de la tercera dimensión. La cercanía o el alejamiento relativo de los puntos del objeto obtenidos de las imágenes retinianas fundidas aunque ligeramente dispares, desplazadas, dan lugar a una sensación de relieve.

TEMA 2

PROBLEMAS VISUALES

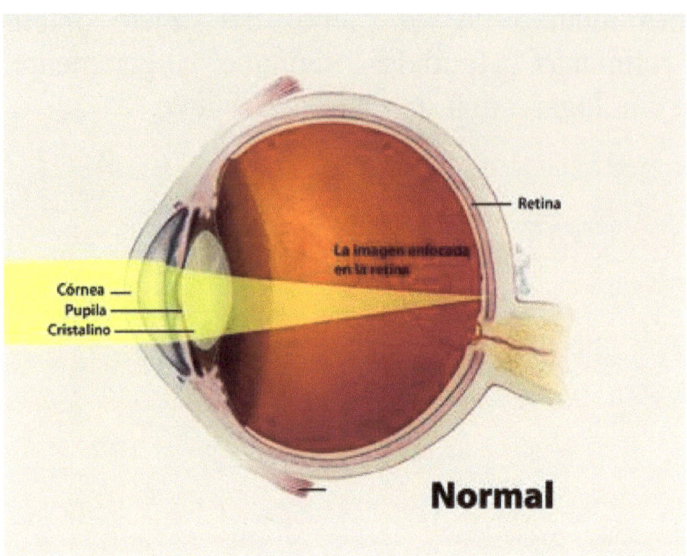

Los problemas de visión más comunes son los errores de refracción, conocidos más comunmente como vista corta (miopía), hipermetropía, astigmatismo y presbicia. Los errores de refracción ocurren cuando la forma del ojo evita que la luz se enfoque directamente en la retina. El largo del globo ocular (más corto o más largo), ciertos cambios en la forma de la córnea o el envejecimiento del cristalino pueden causar errores de refracción. La mayoría de las personas tiene una o más de estas enfermedades.

La córnea y el cristalino desvían (refractan) los rayos de luz que vienen entrando para que se enfoquen con precisión sobre la retina en la parte posterior del ojo.

¿Qué es la refracción?
La refracción ocurre cuando la luz cambia su dirección al pasar a través de un objeto hacia otro. La visión ocurre cuando los rayos de luz se desvían (son refractados) al pasar a través de la córnea y el cristalino. Esta luz es enfocada luego sobre la retina. La retina transforma la luz en impulsos eléctricos que se envían al cerebro a través del nervio óptico. El cerebro interpreta estos mensajes, convirtiéndolos en las imágenes que vemos.

¿Cuáles son los tipos diferentes de los errores de refracción?
Los tipos más comunes de los errores de refracción son:
- La miopía,
- La hipermetropía.
- El astigmatismo.
- La presbicia.

La miopía

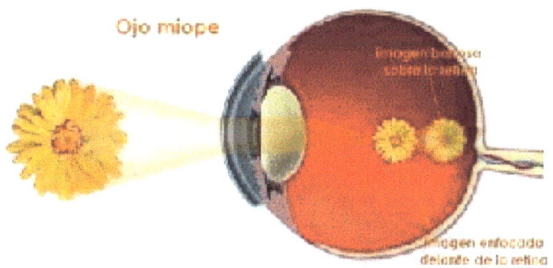

Es un trastorno en que los objetos cercanos se ven con claridad, mientras que los objetos lejanos se ven borrosos. Con la miopía, la luz se enfoca delante de la retina en vez de hacerlo sobre la retina.

Cuando se prescriben lentes negativas conseguimos modificar el punto de enfoque y situarlo directamente en la retina. Su aparición no depende solo de factores hereditarios sino también ambientales.
Está asociada principalmente a una mayor longitud axial del ojo, pero también a una potencia alta del sistema óptico del ojo.

¿Qué es la miopía alta?
Alta miopía es una forma severa de miopía. En la alta miopía, el globo ocular se estira y se vuelve muy largo. Esto puede dar lugar a agujeros o desgarros en la retina y también puede causar el desprendimiento de la retina. Vasos sanguíneos anormales pueden crecer debajo de la retina y causar cambios en la visión. Las personas con miopía alta necesitan exámenes de los ojos con dilatación de pupilas con mayor frecuencia. La detección temprana y el tratamiento oportuno pueden ayudar a prevenir la pérdida de la visión.

¿Cómo se desarrolla la miopía?
La miopía ocurre en ojos que enfocan las imágenes delante de la retina en lugar de hacerlo sobre la retina. Esto puede resultar en una visión borrosa. Ocurre cuando el globo ocular es demasiado largo y evita que la luz que viene entrando se enfoque directamente sobre la

retina. También puede ocurrir cuando la córnea o el cristalino tienen forma anormal.

¿Quién corre el riesgo de tener miopía?

La miopía puede afectar tanto a los niños como a los adultos. Afecta alrededor del 25 por ciento de las personas en los Estados Unidos. La miopía se diagnostica con frecuencia en niños entre 8 y 12 años de edad. Puede empeorar durante la adolescencia. Puede que pocos cambios ocurran entre los 20 y los 40 años de edad, pero a veces la miopía puede empeorar con la edad. Las personas cuyos padres tienen la miopía pueden tener más probabilidades de sufrir dicha condición.

¿Cuáles son los signos y síntomas de la miopía?

Algunos de los signos y síntomas de la miopía incluyen:
- Dolores de cabeza.
- Fatiga visual.
- Entrecerrar los ojos para ver.
- Dificultad para ver objetos lejanos, como señales en la autopista.

¿Cómo se diagnostica la miopía?

Un oculista puede diagnosticar la miopía y otros errores de refracción durante un examen completo de los ojos con las pupilas dilatadas. Muchas veces, las personas con esta condición van a su oculista con quejas de incomodidad visual o visión borrosa.

¿Cómo se corrige la miopía?

La miopía se puede corregir con gafas, lentes de contacto o cirugía.

Las gafas son la forma más simple y segura de corregir la miopía. El oculista puede recetar lentes para corregir el problema y mejorar al máximo l visión.

Las lentes de contacto funcionan al convertirse en la primera superficie de refracción para los rayos de luz que entran al ojo. Esto resulta en una refracción o un enfoque más preciso. En muchos casos, las lentes de contacto brindan una visión más clara, un campo visual más amplio y una mayor comodidad. Son una opción segura y eficaz si se ajustan y se usan de manera correcta. Sin embargo, las lentes de contacto no son la mejor opción para todas las personas.

La cirugía refractiva tiene el propósito de cambiar de manera permanente la forma de la córnea para mejorar la visión refractiva. La cirugía puede disminuir o eliminar la necesidad de usar gafas y lentes de contacto. Existen muchos tipos de cirugías refractivas.

La hipermetropía

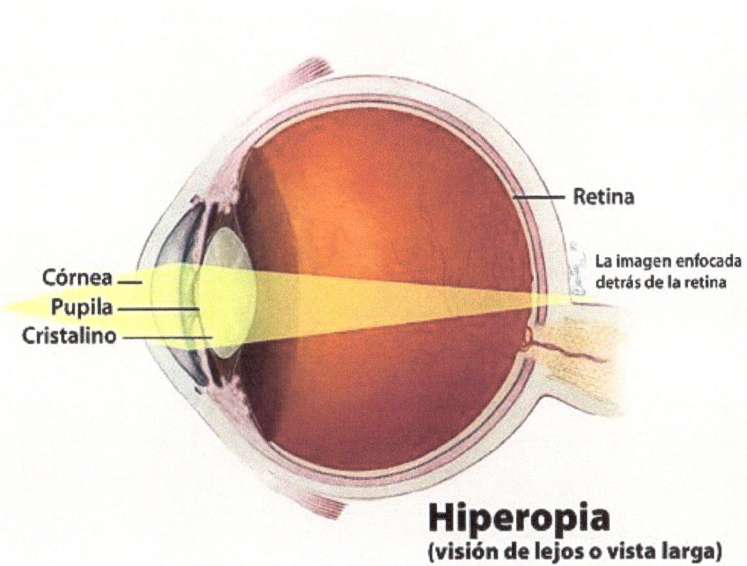

(También llamada hiperopía) es un tipo de error de refracción común donde se puede ver los objetos distantes con mayor claridad que los objetos cercanos. Sin embargo, las personas experimentan la hipermetropía de formas diferentes. Puede que algunas personas no noten ningún problema con su visón, especialmente cuando son jóvenes. Mientras para las personas con una hipermetropía considerable, la visión puede ser borrosa para objetos a cualquier distancia, sean de cerca o de lejos. Comporta mayores dificultades en el enfoque en visión de cerca porque, si el cristalino no la compensa haciendo un esfuerzo, la imagen se forma por detrás de la retina.

El hipermétrope puede realizar un esfuerzo acomodativo y conseguir ver bien pero se generan síntomas de estrés visual como dolor de cabeza, cansancio general, borrosidad en el tiempo…. Todo esto disminuye la eficacia en tareas en visión próxima.

Cuando se prescriben lentes positivas conseguimos modificar el punto de enfoque y situarlo directamente en la retina. Está asociada principalmente a una corta longitud axial del ojo, pero también a una baja potencia del sistema óptico del ojo.

¿Cómo se desarrolla la hiperopía?
La hiperopía ocurre en ojos que enfocan las imágenes detrás de la retina en lugar de hacerlo sobre la retina. Esto puede resultar en una visión borrosa. Ocurre cuando el globo ocular es demasiado corto, lo que evita que la luz que viene entrando se enfoque directamente sobre la retina. También puede ocurrir cuando la córnea o el cristalino tienen forma anormal.

¿Quién corre el riesgo de tener hiperopía?
La hiperopía puede afectar tanto a los niños como a los adultos. Las personas cuyos padres tienen la hiperopía pueden tener más probabilidades de sufrir dicha condición.

¿Cuáles son los signos y síntomas de la hiperopía?
Los síntomas de la hiperopía varían de una persona a otra. Algunos signos y síntomas comunes de hiperopía incluyen:
- Dolores de cabeza.
- Fatiga visual.
- Entrecerrar los ojos para ver.
- Visión borrosa, especialmente para objetos cercanos.

¿Cómo se diagnostica la hiperopía?
Un oculista puede diagnosticar la hipermetropía y otros errores de refracción durante un examen completo de los ojos con dilatación de las pupilas. Muchas veces, las personas con esta condición van a su oculista con quejas de incomodidad visual o visión borrosa.

¿Cómo se corrige la hiperopía?
La hiperopía se puede corregir con gafas, lentes de contacto o cirugía.

Las gafas son la forma más simple y segura de corregir la hipermetropía. El oculista puede recetar lentes para corregir el problema y mejorar al máximo la visión.

Las lentes de contacto funcionan al convertirse en la primera superficie de refracción para los rayos de luz que entran al ojo. Esto resulta en una refracción o un enfoque más preciso. En muchos casos, las lentes de contacto brindan una visión más clara, un campo visual más amplio y una mayor comodidad. Son una opción segura y eficaz si se ajustan y se usan de manera correcta. Sin embargo, las lentes de contacto no son la mejor opción para todas las personas.

La cirugía refractiva tiene el propósito de cambiar de manera permanente la forma de la córnea para mejorar la visión refractiva. La cirugía puede disminuir o eliminar la necesidad de usar anteojos y lentes de contacto. Existen muchos tipos de cirugías refractivas.

El astigmatismo
Es un trastorno en el que el ojo no enfoca la luz de forma pareja sobre la retina, el tejido sensible a la luz en la parte posterior del ojo. Esto puede hacer que las imágenes se vean borrosas o alargadas. Afecta tanto a la visión de lejos como a la de cerca. Se compensa con lentes tóricas. Puede ir asociada a la hipermetropía o a la miopía. Normalmente se debe a una córnea con dos principales radios de curvatura y su orientación determinará el eje del astigmatismo.

¿Cómo ocurre el astigmatismo?
El astigmatismo ocurre cuando la luz se desvía de manera diferente, dependiendo del lugar donde impacte en la córnea, y pasa a través del globo ocular. La córnea de un ojo normal tiene una curvatura como la de una pelota de baloncesto. Es igual de redonda en todas las áreas.

Un ojo con astigmatismo tiene una córnea con una curvatura similar a la de una pelota de fútbol americano. Tiene algunas áreas más inclinadas o más redondeadas que otras. Esto puede causar que las imágenes se vean borrosas o alargadas.

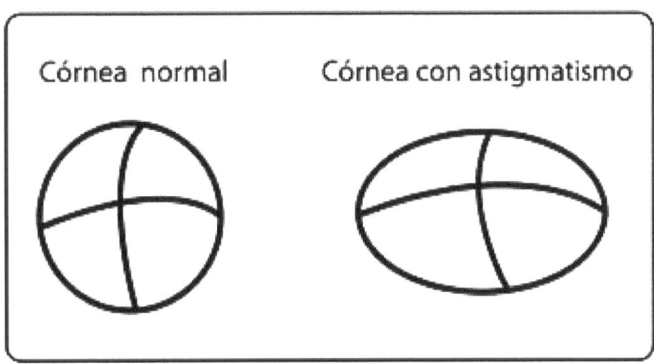

¿Quién corre el riesgo de tener astigmatismo?

El astigmatismo puede afectar tanto a los niños como a los adultos. Algunos pacientes con astigmatismo leve no notarán cambios grandes en su visión. Es importante hacer exámenes de los ojos con regularidad para detectar cualquier astigmatismo temprano en los niños.

¿Cuáles son los signos y síntomas del astigmatismo?
Los signos y síntomas incluyen:
- Dolores de cabeza.
- Fatiga visual.
- Entrecerrar los ojos para ver.
- Visión distorsionada o borrosa a cualquier distancia.
- Dificultad para conducir por la noche.

¿Cómo se diagnostica el astigmatismo?
Por lo regular, se detecta el astigmatismo durante un examen completo de los ojos con dilatación de las pupilas. Es importante estar alerta a cualquier cambio en su visión. Esto puede ayudar a detectar cualquier problema común de visión.

¿Se puede tener astigmatismo y no saberlo?
Es posible tener un astigmatismo leve y no saberlo. Esto es especialmente cierto para los niños que no son conscientes de que su visión es distinta a la normal. Algunos adultos también pueden tener un astigmatismo leve sin presentar síntoma alguno.

¿Cómo se corrige el astigmatismo?
El astigmatismo se puede corregir con anteojos, lentes de contacto o cirugía. El estilo de vida de cada persona afecta el modo en que se trata el astigmatismo.

Las gafas son la forma más simple y segura de corregir el astigmatismo.

Las lentes de contacto funcionan al convertirse en la primera superficie de refracción para los rayos de luz que entran al ojo. Esto resulta en una refracción o un enfoque más preciso. En muchos casos, los lentes de contacto brindan una visión más clara, un campo visual más amplio y una mayor comodidad. Son una opción segura y eficaz si se ajustan y se usan de manera correcta. Sin embargo, las lentes de contacto no son la mejor opción para todas las personas.

La cirugía refractiva tiene el propósito de cambiar de manera permanente la forma de la córnea. Este cambio en la forma del ojo restablece la capacidad de enfocar del ojo. Pues permite que los rayos de luz se enfoquen con precisión sobre la retina para una visión mejorada. Existen muchos tipos de cirugías refractivas. El oculista puede ayudar a una persona a decidir si la cirugía es una opción válida para ella.

La presbicia

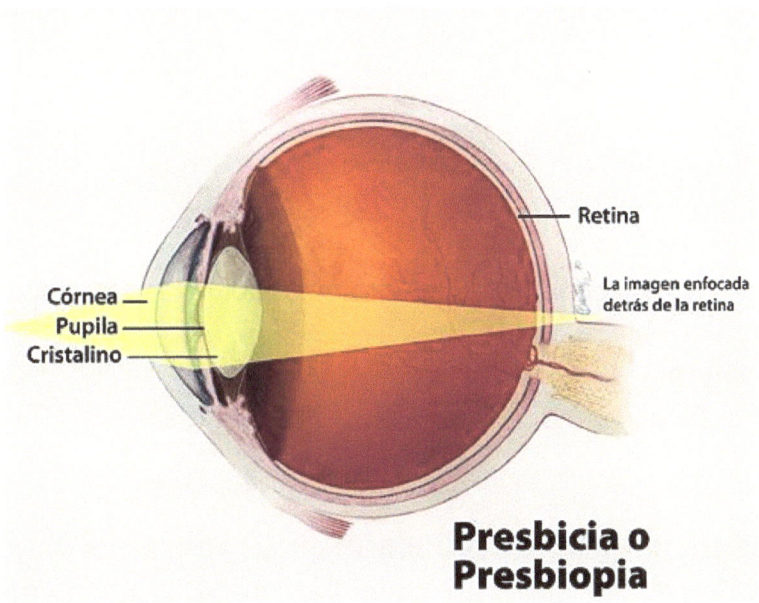

Es una condición relacionada con la edad en la que la capacidad de enfocar de cerca se vuelve más difícil. A medida que el ojo envejece, el cristalino ya no puede cambiar de forma lo suficiente para permitir que el ojo enfoque en los objetos cercanos con claridad. Supone borrosidad en visión de cerca debido al envejecimiento del cristalino. Normalmente se manifiesta entre los 40 y 45 años. Se compensa con lentes positivas, con bifocales o lentes multifocales (también llamadas progresivas).

¿Cómo ocurre la presbicia?
La presbicia ocurre de manera natural en las personas a medida que envejecen. El ojo no es capaz de enfocar la luz directamente sobre la retina debido al endurecimiento del cristalino natural. El envejecimiento también afecta las fibras musculares alrededor del cristalino. Esto dificulta que el ojo enfoque en los objetos cercanos.

Un cristalino ineficaz hace que la luz se enfoque detrás de la retina y esto causa que empeore la visión de cerca.

En la juventud el cristalino es blando y flexible lo que permite que los pequeños músculos dentro del ojo cambien fácilmente la forma del cristalino para que pueda enfocarse en objetos cercanos o lejanos.

¿Quién corre riesgo de tener presbicia?
Cualquier persona de más de 35 años corre riesgo de desarrollar presbicia. Todas las personas pierden cierta capacidad de enfocar en objetos cercanos a medida que envejecen, pero algunas lo notarán más que otras.

¿Cuáles son los signos y síntomas de la presbicia?
Los signos y síntomas incluyen:
- Dificultad para leer letras pequeñas.
- Tener que sostener lo que lee a una distancia mayor que el largo del brazo.
- Problemas para ver los objetos cercanos.
- Dolores de cabeza.
- Fatiga visual.

¿Cómo se diagnostica la presbicia?
Por lo regular, se detecta la presbicia durante un examen completo de los ojos con dilatación de las pupilas. Se recomienda hacerse exámenes con más frecuencia después de los 40 años para buscar condiciones relacionadas con la edad.

¿Cómo se corrige la presbicia?
Las gafas son la forma más simple y segura de corregir la presbicia. Las que se utilizan para tratar la presbicia tienen mayor poder de enfoque en la parte más baja de la lente. Esto le permite leer a través de ella y permite ver bien a distancia a través de la parte superior de la lente.

Problemas binoculares
Son disfunciones en las que los ojos no se coordinan adecuadamente para trabajar de forma conjunta. Se puede clasificar en dos grandes grupos: las alteraciones no estrábicas (más comunes) y las estrábicas.

Las disfunciones binoculares no estrábicas provocan importantes síntomas pero suelen pasar desapercibidas en exámenes visuales convencionales. Tanto unas como otras afectan directamente a la calidad visual y a la **capacidad de aprendizaje**, limitando el desarrollo del potencial completo del niño, y en ocasiones, dificultando severamente la lectura.

Con frecuencia los niños no expresan los síntomas porque siempre los han sufrido y no han tenido una visión correcta con la que comparar. Además los solucionan evitando las tareas que les provocan los síntomas (por ejemplo, lectura). Ello les puede hacer pasar por poco trabajadores o poco disciplinados, cuando lo que sufren realmente es un problema visual.

Síntomas típicos:
- Visión borrosa en lejos o cerca.
- Dolor de cabeza.
- Mareos.
- Dolor/ picor de ojos.
- Ojos rojos.
- Rechazo de tareas de cerca.

Se trata de alteraciones muy comunes en las que habitualmente los pacientes suelen tener mayor sintomatología que aquellos que tienen alteraciones binoculares estrábicas. Ello se debe a que los pacientes con alteración no estrábica mantienen una lucha continua (inconsciente) por no romper su binocularidad y seguir usando ambos ojos.

Existen los siguientes tipos:
- ✓ Insuficiencia de convergencia.
- ✓ Insuficiencia de divergencia.
- ✓ Endoforia básica.
- ✓ Exoforia básica.
- ✓ Disfunción de la vergencia fusional.
- ✓ Exceso de convergencia.
- ✓ Exceso de divergencia.

Aunque la exploración a pacientes pediátricos no es sencilla, la realización de un examen visual completo se puede efectuar en un periodo de tiempo corto, cosa totalmente necesaria en población infantil. Hoy en día la población infantil en muchos casos recibe de manera insuficiente estos cuidados y los optometristas tenemos la responsabilidad de ayudar a este grupo de población.

Además, el predominio de las alteraciones binoculares no estrábicas y acomodativas en la población clínica es mayor que cualquier otra condición, excepto los errores refractivos. Asimismo, su sintomatología puede afectar al rendimiento visual de las personas que las sufren, particularmente aquellas que dependen de la visión próxima.

Las anomalías binoculares que nos encontramos en estas edades son las mismas que en adultos. Las diferencias se encuentran en el modo de realizar algunos tests y en los valores esperados, los cuales varían en función de la edad. Tanto la estereopsis como la acomodación se desarrollan a partir de los tres meses de edad. Lo mismo ocurre con la fijación foveal y con la capacidad de realizar movimientos oculares de seguimientos, que se desarrollan alrededor de los tres meses de edad.

A partir de los 5 años, cuando el niño comienza la etapa escolar, es cuando todas estas disfunciones empiezan a jugar un papel importante, especialmente en su rendimiento académico.

Disfunciones que generan sintomatología en cerca: son problemas en la convergencia ocular.
Las dos primeras alteraciones son:
- Insuficiencia de Convergencia (IC): Es una de las más comunes dentro de todas las alteraciones binoculares no estrábicas. Su prevalencia es del 3% al 5% de la población.
  Existen dos posibles causas:
    - Debilidad congénita del recto medio.
    - Dificultad acomodativa con un stress de cerca.

  Síntomas: suele ir asociado al uso prolongado de los ojos en visión próxima, empeorando al final del día. Estos pacientes pueden ser asintomáticos porque evitan los trabajos en cerca, porque suprimen o porque se tapan un ojo al hacerlos, con la finalidad de evitar la visión binocular.

- Exceso de Convergencia (EC): De los distintos problemas binoculares no estrábicos es de los más comunes junto con la

IC. Incluso con un porcentaje de prevalencia superior: 5,9% de la población sintomática.

Causas:
- Excesivo esfuerzo acomodativo debido a una hipermetropía latente, espasmo de acomodación o pseudomiopía.
- Distancia de trabajo excesivamente corta.
- Reacción histérica.

Síntomas: suelen ir asociados al uso prolongado de los ojos en visión próxima (lectura principalmente), empeorando al final del día. También puede ocurrir que sean asintomáticos porque evitan los trabajos en cerca, porque suprimen o porque se tapan un ojo al hacerlos, con la finalidad de evitar la visión binocular al igual que la IC.

Disfunciones que generan sintomatología en lejos: problema en la divergencia.

➢ Insuficiencia de Divergencia (ID): Es de las anomalías menos comunes.

Causas: Existen dos posibles causas:
- Hipermetropía no corregida es la causa más común de endoforia descompensada en lejos. Generalmente se compensa con la corrección.
- Un tono más elevado de los músculos adductores en niños y adolescentes.

Síntomas: relacionados con la visión en lejos y asociados principalmente al uso prolongado de los ojos. Si coexiste una hipermetropía puede acentuar la sintomatología también en distancias cercanas. Una ID es una desviación concomitante (mismo ángulo de desviación en todas las posiciones de mirada) donde la aparición de diplopía es gradual y no muy pronunciada, por eso sólo aparece diplopía en casos de ID avanzados o más severos. La fotofobia suele aparecer como consecuencia secundaria de la capacidad antisupresora de la luz, ya que obliga a mantener un alineamiento binocular preciso. La ID suele empeorar con la fatiga.

➢ Exceso de Divergencia (ED):

Es una condición en la que existe una exoforia mayor en lejos que en cerca y que en algunos casos rompe en estrabismo. Suele aparecer más cuando el niño no está atento a algo (desviación intermitente), por lo tanto son los padres los que nos comunican la desviación ocasional. Suelen decir que el niño, de vez en cuando, tuerce el ojo hacia fuera o guiña un ojo cuando hay mucha luz. Es común encontrarse con una disminución de la agudeza visual binocular si el estado fórico de lejos es compensado con el sistema de vergencias, debido al consiguiente arrastre de la acomodación.

Otra característica clínica a tener en cuenta es que son personas que tienen un mal control de su divergencia, dato a tener en cuenta para desarrollar un programa de terapia visual en el tratamiento.

Síntomas: no tienen muchos: diplopía o fotofobia si hay supresión y en ocasiones mayor preocupación estética.

Disfunciones que generan sintomatología en lejos y cerca:
- Endoforia básica (EB): normalmente se presenta con quejas crónicas y suelen presentarla niños con endoforia en lejos (vergencia tónica alta) y que tienen una endoforia en cerca aproximadamente igual a la foria de lejos. También puede ir asociada una miopía progresiva.
- Exoforia básica (XB): es una de las anomalías más comunes, siendo la segunda exodesviación con mayor prevalencia por detrás de la insuficiencia de convergencia. Suelen presentarla niños con exoforia en lejos (vergencia tónica baja) y que tienen una exoforia en cerca aproximadamente igual a la foria de lejos.
- Disfunción de vergencias fusionales (DVF): los síntomas en esta disfunción son muy similares a aquellos presentados por las condiciones anteriores, siendo mayores en distancias cercanas. En esta anomalía el niño presenta una foria dentro de la norma tanto en lejos como en cerca y no presenta ninguna alteración acomodativa. Sin embargo presenta unos rangos reducidos de vergencias fusionales, tanto positivas como negativas. Se le denomina también visión binocular inestable y la característica importante de este paciente no es la foria, sino los valores de la vergencia fusional.

- Exoforia básica: es una desviación latente de los ejes visuales hacia afuera en la misma proporción tanto de cerca como de lejos. Presenta síntomas como diplopía o supresión de un ojo, dolor de cabeza, somnolencia, falta de concentración,...
- Endoforia básica: es una desviación latente de los ejes visuales hacia dentro en la misma proporción tanto de cerca como de lejos. Tambien presenta síntomas como, dolor de cabeza, somnolencia, falta de concentración, visión borrosa...
- Insuficiencia de convergencia: dificultad en estimular la convergencia ocular para mantener el alineamiento de los ojos en distancies cercanas por lo que es fácil mostrar fatiga y hasta se puede llegar a tener visión doble (diplopía). Puede estar asociada con un exceso acomodativo.
- Exceso de convergencia: dificultad en relajar la convergencia ocular después de tareas prolongadas de cerca lo que puede provocar fatiga, dolor de cabeza y posible borrosidad o diplopía en el momento de levantar la mirada del papel. Esta condición puede ir asociada a pseudomiopías o a espasmos de la acomodación.
- Insuficiencia de divergencia: dificultad en relajar la convergencia ocular en visión lejana. Puede provocar diplopía intermitente, dolor de cabeza, fatiga, nauseas y fotofobia.
- Exceso de divergencia: dificultad en estimular la convergencia ocular para mantener el alineamiento de los ojos en distancias lejanas. Puede provocar diplopía ocasional pero normalmente suprimen una imagen para eliminar los síntomas.

Ambliopía

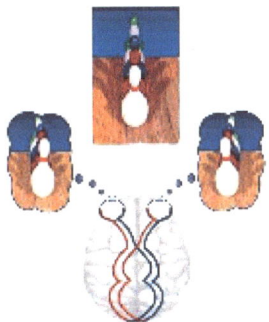

Es la condición en la que un ojo que esta compensado con la corrección adecuada no llega a conseguir una agudeza visual (AV) igual de buena como la del otro ojo. El origen de este problema puede ser orgánico (debido a una patología) o funcional (debido a que las diferentes habilidades del ojo no se han podido desarrollar porque no se ha detectado a una edad temprana un problema visual). Puede ir asociado a un estrabismo.

Estrabismo

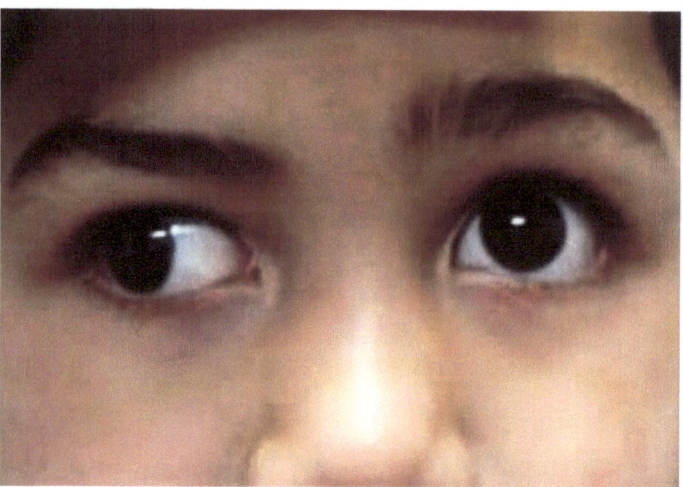

Se da cuando uno de los dos ejes visuales no se dirigen al punto de fijación por lo que no hay fusión simultanea ni percepción en tres dimensiones (estereopsis). Se clasifica en diferentes tipos básicamente en función de hacia dónde gira el ojo y del momento en el que apareció.

Por tanto, el estrabismo es una desviación del eje visual de uno o de ambos ojos respecto al objeto que se pretende fijar. La aparición de una desviación ocular en edad temprana supone en el niño tanto una alteración espacial como una modificación de su entorno sensorial.

La gran capacidad de adaptación de su sistema visual a esta edad intentará paliar estos cambios por medio de supresiones y nuevas referencias de localización. La detección precoz y un manejo adecuado del paciente pueden proporcionar la mejor capacidad visual posible y un aspecto estético que no influya en el correcto desarrollo social del niño.

Fisiopatología del estrabismo
Es difícil comprender las distintas formas clínicas de estrabismo si no tenemos previamente el conocimiento de los mecanismos patogénicos que se desencadenan cuando se presenta una alteración del sistema oculomotor.

En algunas ocasiones conoceremos la causa, generalmente en estrabismos adquiridos, pero por desgracia en la mayor parte de casos será desconocida, ya que muchos estrabismos son congénitos y, dentro de éstos, los más frecuentes son los idiopáticos (de causa desconocida). Así, encontraremos por un lado alteraciones orgánicas en las que existe una clara lesión anatómica del sistema oculomotor, y por otro un gran grupo de estrabismos funcionales, que constituyen la inmensa mayoría de casos. En éstos no existe lesión orgánica y lo único que encontramos son pérdidas de funciones normales del aparato ocular, tanto desde el punto de vista motor como sensorial.

Dos hechos importantes van a diferenciar al aparato motor ocular de otros sistemas motores del cuerpo humano:

En primer lugar, que existe en todo momento una subordinación de la motilidad a la sensorialidad. Es decir, que el aparato motor estará controlado en todo momento por el sistema sensorial. Esto hace que la motilidad se desarrolle y adapte a la vez que la sensorialidad se va modificando.

Además es necesaria una experiencia visual normal que se mantenga en el tiempo para el perfecto desarrollo de la binocularidad, por lo que cualquier lesión motora o sensorial durante esta fase alterará el desarrollo normal del sistema desde ambos puntos de vista. El esquema patogénico por tanto será distinto si la lesión aparece con el sistema visual ya desarrollado o no, apareciendo en este segundo caso mayor ruptura de la visión binocular y, por tanto, peor pronóstico de curación funcional.

Alteraciones motoras y sensoriales
Se considera alteración motora cualquier desviación de los ejes visuales, ya sea en posición primaria o en otras posiciones de mirada. Cuando aparece, los objetos dejan de estimular ambas fóveas a la vez y por lo tanto dejan de ser fusionados, por lo que aparecen los denominados trastornos sensoriales. La palabra sensorial se refiere a la forma en que el sistema visual del paciente interpreta (siente) su entorno, en este caso la desviación.

Al paciente que comienza a tener estrabismo le aparece una nueva visión del espacio, que se traduce fundamentalmente en dos fenómenos: confusión y diplopia.

La confusión es la percepción, por parte de ambas fóveas, de dos estímulos distintos localizados por la corteza visual en un mismo punto del espacio, por lo que el paciente percibe un objeto superpuesto a otro. La diferencia de estímulo provoca una rivalidad retiniana que conduce habitualmente a la supresión de una de las imágenes. En el paciente adulto, con menores capacidades de adaptación, esta confusión es más duradera pero raramente persiste transcurrido un tiempo de la aparición del estrabismo.

La diplopia consiste en la proyección del mismo estímulo en dos puntos del espacio. El objeto fijado es percibido por la fóvea del ojo fijador y una zona retiniana periférica del ojo desviado, creando diplopia. Esta diplopia es persistente e invalidante en el adulto, mientras que en el niño es neutralizada con la supresión.

Tipos de estrabismo
Una primera gran clasificación de las desviaciones oculares es la basada en la presencia o no de una patología o alteración anatómica, neurulógica o muscular. Así tendremos dos grandes grupos de desviaciones:

- ✓ Desviación funcional o de tipo estrábico.
  Las alteraciones estrábicas aparecen habitualmente en la infancia y comienzan como un desequilibrio de los ejes visuales (horizontal, vertical, torsional o su combinación), con la elección de un ojo como fijador que consideramos dominante. En este tipo de estrabismos no existe parálisis de ningún músculo extraocular, por lo que el componente motor no responde a las leyes que controlan la motilidad ocular (leyes de Hering y Sherrington). Esto favorece que la desviación sea normalmente comitante, es decir, similar en todas las posiciones de mirada.

  Existe una gran variedad de formas clínicas. La situación binocular será muy diferente dependiendo de la dirección de la desviación, de la intensidad y sobre todo de si existió visión binocular previa antes de la aparición del estrabismo.

Dado que esta desviación suele aparecer en la infancia, el componente sensorial de estas desviaciones es muy importante. En estrabismos congénitos (antes del año de edad) la diplopia y confusión de las que hablábamos antes pueden directamente no existir. En los estrabismos adquiridos (a partir del año de edad) la diplopia puede aparecer de forma transitoria y, cuanto más joven sea el niño, más rápidamente desaparecerá. Ocurrirán por este orden dos mecanismos patológicos: supresión y correspondencia sensorial anómala.

La supresión es una reacción de defensa frente a la confusión y la diplopia, y es un fenómeno que implica la instauración de zonas de la retina cuya imagen se anula en presencia de la imagen del ojo dominante (escotomas). Esta supresión es un proceso activo. Sólo se produce en visión binocular, por lo que al ocluir el ojo dominante y obligar a fijar al desviado, desaparece. Se manifiesta alternativamente en el ojo no fijador en el estrabismo alternante o siempre en el mismo ojo en el estrabismo monocular. En este último caso constituye la causa directa de una ambliopía más o menos profunda.

- ✓ El segundo proceso se denomina correspondencia sensorial anómala (CSA) Se trata de una adaptación binocular basada en la desviación, que tiende a crear una cierta "unión binocular nueva". Se produce una modificación de las referencias espaciales de la fóvea del ojo desviado y de las zonas que lo rodean, de modo que una zona del ojo desviado pasa a tener la misma localización espacial que la mácula del ojo fijador. Estas adaptaciones sólo son posibles en el período de plasticidad cortical de la infancia.

Por tanto, el estrabismo propiamente dicho es un problema funcional, que puede y debe tratarse por medio de terapia visual, enseñando al cerebro mediante estimulación neurosensorial a recuperar el control sobre el sistema visual.

El proceso puede ser largo y requiere un alto grado de implicación del paciente, pero los resultados si se consigue dicha implicación, suelen ser muy buenos, permitiendo el correcto alineamiento ocular, la recuperación funcional del ojo desviado y una visión binocular completa y eficiente en la gran mayoría de casos. En estos casos, recurrir a la cirugía puede solucionar el alineamiento ocular desde un punto de vista estético, pero no solucionar el problema funcional, pues el ojo desviado seguirá presentando una visión muy deficiente; en consecuencia la visión binocular estará ausente o será muy reducida (el paciente solo podrá ver con un ojo, perdiendo la riqueza de la visión esteroscópica o tridimensional)

Desviación de tipo paralítico

A diferencia de la desviación funcional o estrábica, en la que aparecía un desequilibrio de los ejes visuales, la desviación paralítica está provocada por la parálisis o paresia (parálisis parcial) típicamente de un músculo extraocular de un ojo (aunque puede ocurrir en varios músculos o en ambos ojos). La magnitud de la desviación dependerá de la posición de mirada del paciente, es decir, será una desviación incomitante. Aumentará cuando pidamos al ojo afectado que mire en la dirección de la posición diagnóstica del músculo paralítico (no llegará), y disminuirá o desaparecerá en la posición contraria. El componente motor responde a las leyes que controlan la motilidad ocular: las leyes de Hering y Sherrington.

En estos casos sí es necesario recurrir a la cirugía como parte del tratamiento, si bien este tipo de desviaciones son mucho menos frecuentes que los estrabismos funcionales, para los que se recomienda un tratamiento optométrico basado en la terapia visual.

Posibilidades de tratamiento

Como se ha explicado anteriormente, el estrabismo es un problema funcional, en el que existe una alteración de la función de control del cerebro sobre el sistema a nivel neurosensorial. Por tanto, actuando mediante estimulación y entrenamiento a ese nivel, se consigue normalizar la función alterada y conseguir un sistema visual plenamente eficiente y con los ejes oculares alineados de forma natural. La principal desventaja es que requiere una participación activa y dedicación por parte del paciente.

Alternativamente se puede recurrir a la cirugía para conseguir corregir la desviación del ojo no dominante. No obstante, el grado de éxito de la técnica depende mucho de cada paciente y de una variedad de factores: del grado de desviación, de si es exo (hacia fuera) o endo (hacia dentro), etc. la principal desventaja de la cirugía es que no recupera la funcionalidad del ojo desviado.

Respecto al estrabismo en el adulto, puede deberse a diferentes causas como pueden ser, entre otras, alteraciones neurológicas, enfermedades del tiroides, miopía magna, traumatismos oculares, existencia de tumores, etc…El estrabismo en el adulto puede acarrear un problema de visión doble si es de reciente aparición o de supresión del ojo desviado si es de larga evolución asociado o no a ambliopía.

Suele deberse a:
- Diabetes Miellitus.
- Hipertiroidismo.
- Traumatismo craneoencefálico.
- Accidente cerebrovascular.
- Infartos.
- Hemorragias cerebrales.
- Tumor cerebral.
- Tumores del ojo.
- Tras una cirugía ocular (cataratas, desprendimiento de retina….).

E incluso con independencia de la edad, hay situaciones como el estrés, la fatiga o la enfermedad que pueden asociarse con la aparición de esta patología.

Foria

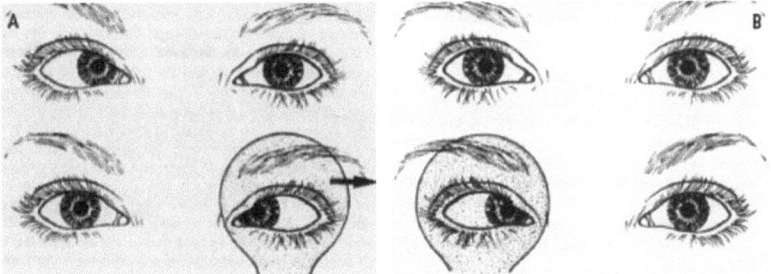

Podemos definir la foria ocular como aquella situación en la que se produce una falta de alineación de los ejes visuales que, por lo general, permanece oculta y solo aparece al realizar ciertas maniobras como tapar un ojo (oclusión)..

Esto es así porque la foria está compensada gracias a unos reflejos complementarios del ojo, que son las llamadas reservas fusionales, que se encargan de mantener los ojos rectos, sin desviaciones, a pesar de la presencia de foria.

Sin embargo, ante determinadas circunstancias como el cansancio, el estrés, el exceso de trabajo o una enfermedad, estas reservas fusionales no son suficientes y la foria puede descompensarse y originar cierta sintomatología, como:
- Diplopía o visión doble.
- Visión borrosa.
- Cefalea.

Es muy importante diferenciar entre foria y tropia, que es lo que conocemos como estrabismo, a fin de abordar el tratamiento adecuado.

En el estrabismo, a diferencia de la foria, la desviación de los ejes visuales es manifiesta, si bien se presenta en mayor o menor grado según corresponda al caso concreto.

Tipos de foria ocular
En cuanto a los tipos de forias, podemos distinguir entre:
- ✓ Endoforia: cuando uno de los ojos tiende a desviarse hacia el interior.
- ✓ Exoforia: cuando uno de los dos ojos tiende a desviarse hacia fuera.
- ✓ Hiperforia: cuando uno de los dos ojos tiende a desviarse hacia arriba.
- ✓ Hipoforia: cuando uno de los dos ojos tiende a desviarse hacia abajo.

Pruebas para detectar la existencia de desviación y en su caso, de foria ocular
Para determinar la existencia, tipo y grado de desviación ocular, tanto si se trata de un supuesto de foria como de tropia o estrabismo, pueden emplearse diferentes técnicas.

1. Pruebas de reflejo corneal luminoso, como son.
    - Test de Hichsberg.
    - Test de Krimski.
    - Test de Bruckner.
    - Método con amblioscopio mayor.
2. Pruebas con diferentes imágenes:
    - Test de varilla de Maddox.
    - Test de doble varilla de Maddox.

- Prueba del filtro rojo de Maddox.
3. Pruebas con diferentes tarjetas:
    - Prueba de Lancaster.
    - Prueba de Hess.
    - Prueba con el amblioscopio mayor.

Sin embargo, la prueba por excelencia considerada por la AAO, tanto por su sencillez como por su fiabilidad, es el llamado Cover Test.
El Cover Test es un método objetivo basado en el movimiento reflejo del ojo cuando éste se fija en un objeto (reflejo de fijación). A su vez, podemos hablar de:

Cover Test intermitente:
Durante su realización se permite que el paciente tenga visión binocular (fusión en una única imagen de las dos imágenes similares, aunque diferentes, percibidas por cada ojo con respecto a un mismo objeto) y consiste, fundamentalmente, en tapar un ojo y destaparlo. La prueba se realiza fijando un objeto para ser visto tanto de cerca como de lejos, con la finalidad de observar cualquier movimiento del ojo. Con este test podemos detectar desviaciones manifiestas (tropias) y latentes (foria).

Cover Test alternante:
Consiste en tapar alternativamente primero un ojo y, de forma inmediata, sin dejar que el paciente tenga visión binocular y por tanto, fusión de imágenes.
También en este caso se fija un objeto para lejos y para cerca.
Este test nos proporciona la medida total de la desviación, tanto latente (foria) como manifiesta (tropia) y determina su dirección y magnitud.

Además de estas técnicas destacadas por la AAO, hay algunas otras que si bien no son mencionadas por dicha entidad, sí son tomadas en consideración en la práctica clínica, como son:
  - Técnica de Von Graefe.
  - Test modificado de Thorintong.

Tratamiento de la foria ocular
Por lo general, aquellas forias que están compensadas y que no producen sintomatología no requieren de tratamiento. El problema surge cuando la foria se descompensa y aparecen los síntomas.

En estos casos, pueden resultar útiles tanto los ejercicios de terapia visual como los prismas, que son lentes cuyo objetivo es evitar el sobreesfuerzo de los ojos y para ello, desvían la imagen a una posición que a éstos les resulte cómoda.

En cualquier caso, siempre es necesario acudir a consulta del especialista para que sea el profesional quien realice el diagnóstico y marque las pautas de tratamiento adecuadas.

Una foria descompensada puede producir síntomas, como por ejemplo cefalea, fatiga ocular e incluso visión borrosa o doble.

Conclusiones
Lo que resulta evidente es que cualquier problema de motilidad ocular no solo ocasiona un trastorno estético que redunda en la autoestima personal sino que, además, **cuando se trata de un niño, puede afectar tanto a su potencial desarrollo como a su rendimiento escolar** y en todo caso, ya sea niño o adulto, afecta a su calidad de visión

Por consiguiente, cualquier alteración de la motilidad ocular debe ser motivo de consulta con el especialista lo antes posible para obtener los mejores resultados

La Fijación
Es el mantenimiento de la fijación visual sobre un determinado estímulo. Sólo cuando los ojos se mantienen quietos sobre un estímulo podemos discriminar y saber lo que es. Está relacionado con la atención.

El seguimiento visual
Es el movimiento oculomotor que permite mantener la fijación sobre un estímulo en movimiento. Es una habilidad muy importante en la práctica deportiva, como por ejemplo, en el seguimiento de una pelota cuando corremos para alcanzarla en el futbol, tenis, básquet,...

Sacádico Visual
Es el movimiento oculomotor que permite saltar de un punto a otro. Realizamos movimientos sacádicos más finos cuando estamos leyendo, escribiendo,...

Consecuencias de los problemas oculomotores
La persona que los padezca puede presentar alguna de las siguientes características:
- Muestra dificultad o incapacidad de mantener la atención.
- Se pierde cuando lee.
- Salta palabras cuando lee.
- Hace trasposición de letras o palabras.
- Inventa palabras.
- Tiene dificultad copiando de la pizarra.
- Usa el dedo como guía.
- Tiene problemas de comprensión lectora.
- Se marea con el movimiento o al ir en coche.
- Muestra bajo rendimiento deportivo, sobre todo en los relacionados con la pelota.

Problemas acomodativos
Podemos destacar los siguientes:
- Insuficiencia acomodativa
  Es la dificultad para enfocar a distancias cercanas por lo que el enfoque se coloca por detrás del plano de mirada.
- Exceso acomodativo
  Es la tendencia a enfocar en exceso por lo que el enfoque se coloca por delante del plano de mirada.

Inflexibilidad acomodativa
Es la dificultad para cambiar el enfoque con eficacia y rapidez en diferentes distancias.

Discriminación visual
Es la habilidad de la persona para encontrar las características exactas entre dos formas, cuando una de ellas se encuentra entre otras formas similares. Puede provocar confusión de palabras similares, en las cuales solo cambia una letra. Ejemplo: mano – mono.

Memoria visual
Es la habilidad de la persona para recordar de forma inmediata, todas las características de las formas u objetos observados y tener la capacidad de encontrar esta forma u objeto entre otras similares.

Relación visuo-espacial

Relaciona la visión y el espacio tridimensional. Es la habilidad de determinar respecto la orientación o configuración de unos objetos o formas iguales pero en diferente orientación. Ejemplo: el reconocimiento de las letras d o b. La configuración de les letras es igual, pero la orientación nos da un significado u otro según la orientación d (letra "de", con orientación izquierda) y b (letra "be", con orientación derecha).

Constancia de forma
Es la habilidad de reconocer una misma forma, independientemente del tamaño y la orientación de esta, y que se encuentre entre otras formas. Podemos tener problemas en el paso de letra ligada a letra de imprenta ya que es la dificultad de reconocer el mismo símbolo escrito de forma diferente.

Memoria secuencial
Es la habilidad de la persona para recordar un número de formas en serie después de la observación inmediata. Se utiliza para ordenar letras (el abecedario) o deletrear palabras.

Figura - fondo
Es la habilidad de la persona para percibir una forma u objeto visual, y encontrarla entre una superficie difusa. Ejemplo: la localización de una palabra concreta en una frase o buscar una frase exacta en un párrafo.

Cierre visual
Es la habilidad de la persona para llegar a reconocer una forma completa entre unas cuantas formas u objetos incompletos. Un ejemplo es la construcción de un puzzle (tenemos unas cuantas piezas cada una con características similares, que en conjunto forman una figura completa). Nos ayuda a entender lo que leemos o extraer conclusiones lógicas.

TEMA 3

LOS INSTRUMENTOS ÓPTICOS

El ojo
Es el instrumento óptico mediante el cual los seres humanos percibimos las imágenes de los objetos que nos rodean. Pero desde siempre, el ser humano ha tenido la curiosidad de ver los objetos lejanos y pequeños más grandes y más cercanos.

Para satisfacer esta curiosidad, nos hemos valido de instrumentos ópticos a lo largo de toda la historia. En antiguas tumbas egipcias han aparecido restos de espejos metálicos que probablemente, servían para desviar los rayos del sol. Se sabe que 3 000 años a. C., en Mesopotamia se hacían **lentes** plano-convexas y biconvexas y algunas de ellas se conservan en museos como el de Berlín.

Los primeros instrumentos ópticos fueron los **telescopios**, utilizados para la magnificación de imágenes distantes, y los **microscopios**, utilizados para magnificar imágenes muy pequeñas.

En la actualidad, los **instrumentos ópticos** están constituidos por diversas clases de lentes, prismas y/o espejos, que aprovechan las propiedades de la luz. Entre ellos se pueden mencionar: la lupa, los prismáticos, el catalejo, el anteojo astronómico, la cámara fotográfica, el microscopio compuesto, el proyector de diapositivas, el periscopio, el retroproyector, el telescopio, etc.

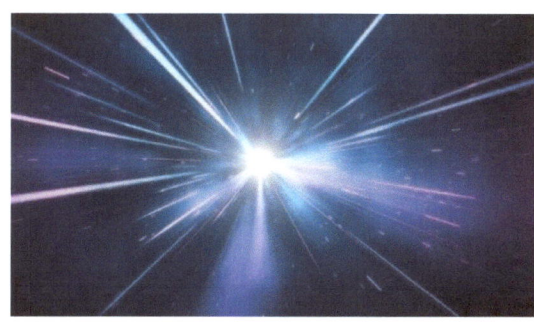

La luz
La luz es una radiación **electromagnética** sensible al ojo humano, que se propaga en el vacío a la **velocidad** de 300 000 km/s.

Presenta las siguientes propiedades:
- ✓ Se propaga en línea recta en todas las direcciones.
- ✓ Se refleja cuando llega a una superficie reflectante.
- ✓

- ✓ Cambia de dirección cuando pasa de un medio a otro (se refracta).
- ✓ Cuando un cuerpo opaco es iluminado por luz blanca refleja un color absorbiendo el resto. Las radiaciones luminosas reflejadas determinarán el color con que nuestros ojos verán el objeto.

Nuestros ojos ven los objetos gracias a que los **rayos luz** se reflejan en ellos. Estos **rayos luminosos** viajan en línea recta hasta legar a nuestros ojos y estos registran una imagen invertida del objeto. Desde allí, el nervio óptico envía un estímulo al cerebro que interpreta la imagen. El uso de **instrumentos ópticos** permite ver con mayor claridad y tamaño los objetos pequeños y lejanos.

Los rayos luminosos
Un **rayo luminoso** es la línea recta imaginaria que representa la dirección y el sentido de la propagación de la luz.

Propiedades de la luz
Los **instrumentos ópticos** se aprovechan de las propiedades de la luz con el fin de mejorar una imagen para su visualización.

Reflexión
La luz se refleja cuando incide sobre un medio material.

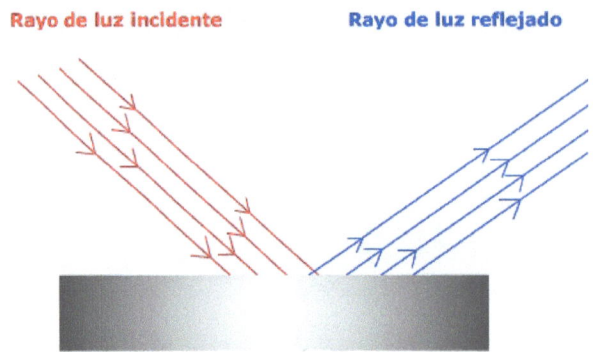

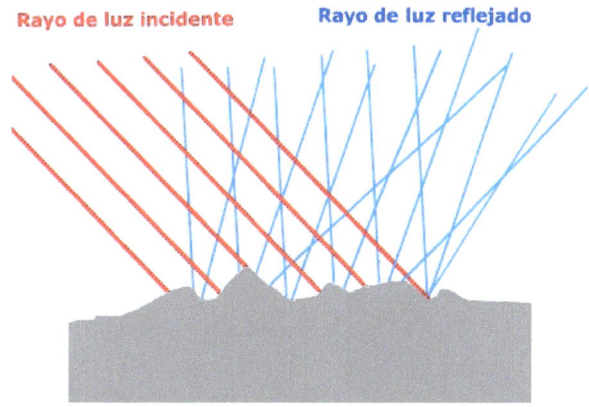

Si se **refleja sobre una superficie pulimentada** como un espejo, los rayos salen rebotados en línea recta con el mismo ángulo incidencia.
Si se refleja sobre una **superficie rugosa,** los rayos salen rebotados en todas direcciones

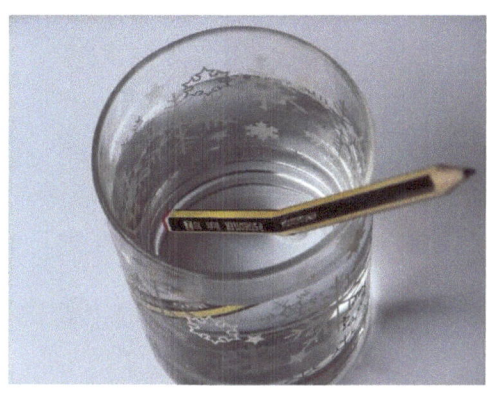

Refracción
La refracción de la luz es un fenómeno que consiste en el cambio de dirección que experimenta el rayo luminoso al pasar de un medio a otro. Un ejemplo de este fenómeno se observa cuando se sumerge un lápiz en un vaso con agua. El lápiz parece roto debido al cambio de dirección que experimentan los rayos de luz a medida que avanzan desde el agua al aire.

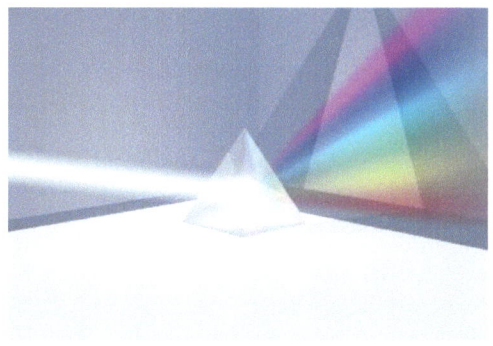

Dispersión de la luz
Consiste en la separación de la luz en sus colores componentes por efecto de la refracción. Así pues, si un rayo de luz blanca incide sobre un prisma óptico, cada radiación simple se refracta con un ángulo diferente, apareciendo una sucesión continua de colores que denominamos espectro de la luz blanca.

Componentes de un instrumento óptico

- Lentes

Una lente es un objeto transparente de plástico o vidrio que tiene forma de lenteja, limitado por dos superficies de las que al menos una es curva. Se utiliza en los instrumentos ópticos para desviar la trayectoria de los rayos luminosos y formar imágenes.

Se utilizan para la construcción de diversos instrumentos ópticos como lupas, cámaras fotográficas, telescopios, microscopios, prismáticos, catalejos o bien para corregir los problemas de visión, como gafas, anteojos o lentillas. Las lentes, dependiendo de su comportamiento, se clasifican en divergentes o convergentes

Lentes convergentes

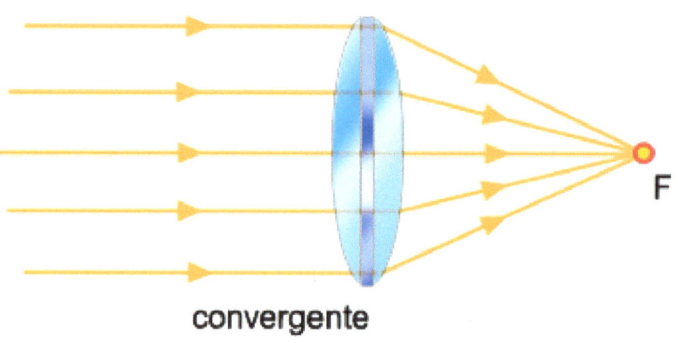

convergente

Son más gruesas por el centro que por el borde y concentran, es decir, hacen converger en un punto los rayos de luz que las atraviesan.

Las lentes convergentes para objetos alejados forman **imágenes reales** invertidas de arriba abajo y de izquierda a derecha respecto al objeto y de menor tamaño que los objetos. Esta imagen no la podemos percibir directamente con nuestros ojos, pero puede registrarse colocando una pantalla en el lugar donde convergen los rayos.

Lentes divergentes

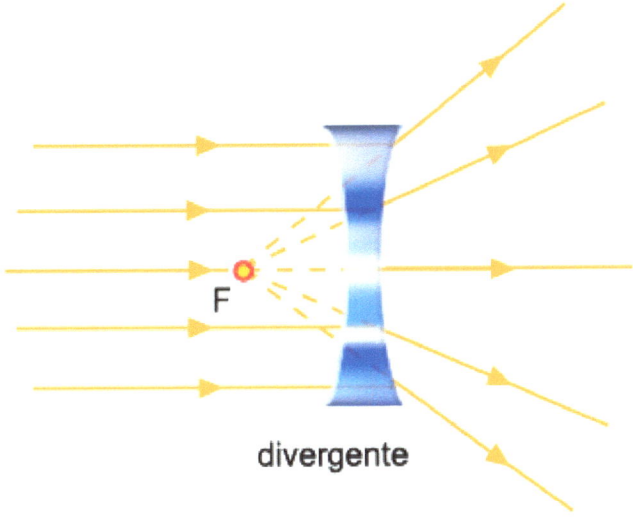

divergente

Son más gruesas por los bordes que por el centro y separan, es decir, hacen divergir en un punto los rayos de luz que las atraviesan. Estas lentes forman imágenes virtuales. La imagen se percibe en el lugar donde convergen las prolongaciones de los rayos divergentes (rayos azules). Las imágenes virtuales no se pueden proyectar sobre una pantalla y son derechas y menores que los objetos.

➢ **Espejos**

Son un instrumento óptico, generalmente de vidrio, con una superficie lisa y pulida, que forma imágenes mediante la reflexión de los rayos de luz.

Además de su uso habitual en el hogar los espejos se emplean en instrumentos ópticos como los microscopios, los telescopios y las cámaras fotográficas. Los espejos pueden ser de dos tipos: planos y curvos.

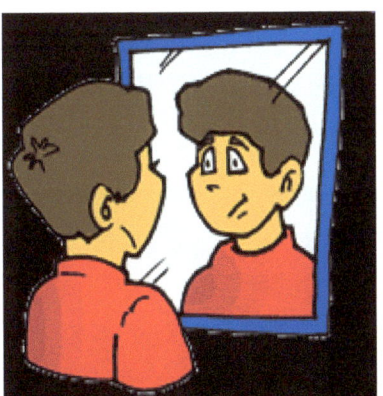

Espejos planos

La imagen producida por un espejo plano es virtual, ya que no la podemos proyectar sobre una pantalla.

Tiene el mismo tamaño que el objeto y se encuentra a la misma distancia del espejo que el objeto reflejado.

Además la parte derecha de la imagen corresponde a la parte izquierda del objeto y viceversa.

Espejos curvos

Son espejos con una superficie reflectante curvada, que puede ser convexa o cóncava.

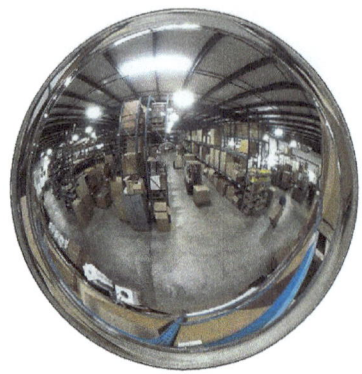

Los espejos convexos reflejan la luz hacia el exterior, por lo que no se utilizan para enfocar. En los automóviles, se utilizan como espejo retrovisor (del lado del pasajero). También se utilizan en las tiendas para ver lo que está pasando a nuestras espaldas, o en cruces de calles con visibilidad reducida.

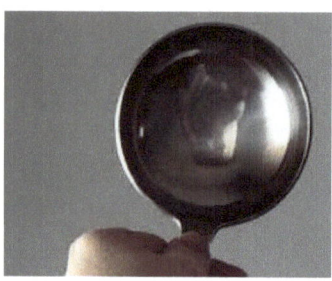

Los espejos cóncavos tienen una superficie reflectante que sobresale hacia el interior.

Estos espejos tienden a captar la luz que cae sobre ellos, enfocando los rayos paralelos hacia un punto en el interior. Se usan en dispositivos ópticos como telescopios reflectores.

➢ **Prismas** Un prisma es un bloque de vidrio transparente con superficies planas y pulidas que refractan, reflejan o descomponen la luz en los colores del arco iris. La forma geométrica tradicional es la de un prisma triangular, con una base triangular con ángulos de 60° o de 45° y lados rectangulares. Los prismas se utilizan en instrumentos ópticos como los prismáticos o los monoculares.

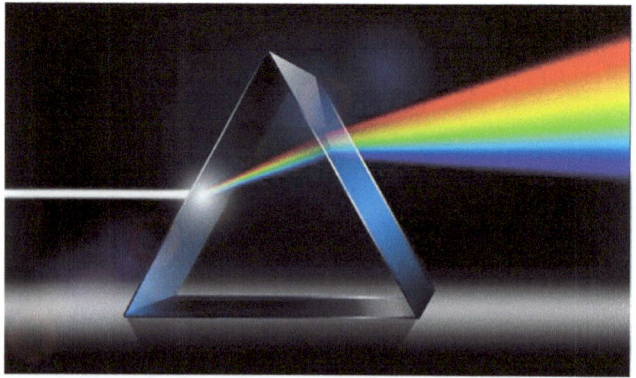

TEMA 4

TRATAMIENTOS

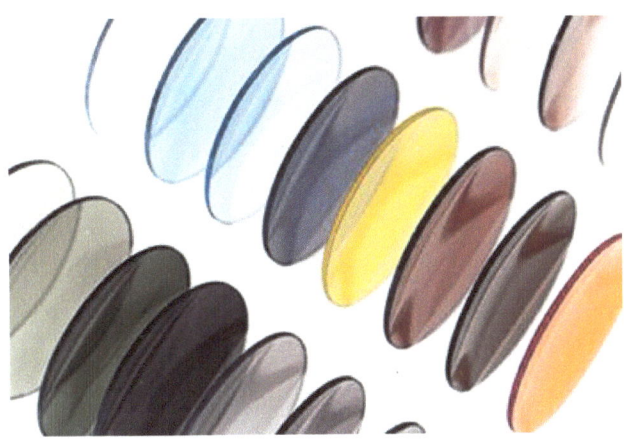

Breve historia de la óptica geométrica y de las lentes
Introducción
El estudio de las distintas teorías que a lo largo de la Historia han surgido para interpretar los fenómenos luminosos es un buen ejemplo que ilustra la evolución del método seguido por los científicos: siempre abierto a cambios y sometido a la prueba definitiva de la verificación experimental.

Modelo organicista
Los primeros modelos físicos se basaban fundamentalmente en analogías sacadas del comportamiento de los seres vivos de aquí que algunos autores califiquen a esta etapa de la Ciencia con el término de organicista. La óptica era una rama de las Ciencias Naturales.

Lo mismo que todas las demás ciencias la óptica evolucionó lenta y progresivamente hasta llegar a ser lo que es hoy en día. Los autores de la antigüedad clásica no resolvieron el dilema emisor-receptor al referirse a la naturaleza de la luz. No estaban de acuerdo sobre si los rayos pasan del objeto al ojo o del ojo al objeto. **Demócrito, Aristóteles, Epicúreo** y **Lucrecio** eran partidarios de la primera teoría, mientras que **Euclides, Empédocles y Tolomeo** lo eran de la segunda. La idea de la emisión de rayos visuales fue indudablemente útil y avanzada para su tiempo, ya que permitió elaborar una teoría acertada de la formación de las imágenes en los espejos

Modelo mecanicista

Sin embargo, a partir de **Newton**, la Física se hizo mecanicista en el sentido de que eran modelos mecánicos, basados en materia y movimiento, los que surgían para interpretar los hechos observados. Referente a esta tendencia es famosa la frase de Lord Kelvin: **"Nunca estoy satisfecho hasta que consigo el modelo mecánico de una cosa. Si puedo construir un modelo mecánico, entiendo el fenómeno".**

La cuestión de si la luz está formada por partículas o es un cierto tipo de movimiento ondulatorio fue una de las más interesantes de la historia de la ciencia. Entre los defensores de la teoría corpuscular se encuentra Newton. Con ella pudo explicar las leyes de la reflexión y de la refracción.

La concepción mecanicista del mundo, aunque en muchos casos puede ser una poderosa ayuda para la imaginación, no es siempre válida y la historia de la Física ha demostrado como a veces una fe demasiado grande en un modelo mecánico puede dar lugar a un estancamiento en el progreso científico.

Modelo conceptual

La tendencia de la Física actual es cada vez mayor hacia esquemas conceptuales que parten de imágenes mentales expresadas a veces en términos matemáticos. Esto, en cierta medida, es una vuelta a la elaboración científica de los filósofos de la época del esplendor griego (Platón y Aristóteles), aunque con una considerable diferencia que radica en la ausencia de implicaciones metafísicas de la Física moderna, presentes, por otra parte, en todos los razonamientos de los filósofos a que nos hemos referido.

Estas tres etapas que pueden señalarse en la evolución de la Ciencia Física aparecen bastante claras en el estudio de los distintos procesos que han llevado a la idea que actualmente se tiene sobre la naturaleza de la luz. En esencia sólo son dos los modelos que se han dado para interpretar los fenómenos luminosos:
- ✓ El que considera a la luz como una partícula material (modelo corpuscular).
- ✓ El que considera a la luz como una onda de propagación (modelo ondulatorio).

Estos modelos se han considerado antagónicos pero, sin embargo, en la actualidad se ha llegado a una situación que en ciertos aspectos engloba ambas concepciones y las ideas que han surgido en este campo, además de interpretar todos los fenómenos luminosos, han abierto un nuevo panorama en la interpretación del mundo físico.

Historia

La historia de la **Óptica geométrica e instrumental** está relacionada con la historia de las lentes, el descubrimiento de las leyes de la reflexión y de la refracción y de la formación de las imágenes. Resulta interesante conocer cómo se inventaron y desarrollaron los primeros instrumentos ópticos, como el telescopio, el microscopio y el espectroscopio ya que la mayoría de los instrumentos ópticos posteriores son modificaciones de éstos.

No se conocen con mucha precisión las nociones que se tenían de la Óptica en la antigüedad. En los restos de antiguas civilizaciones se encontraron objetos que nos dan una idea de los intereses de los hombres por los fenómenos ópticos. En los restos de las tumbas egipcias aparecieron restos de espejos metálicos que probablemente servían para desviar los rayos del sol. Las lentes positivas fueron usadas como lupas desde tiempos muy remotos. Los hallazgos arqueológicos demostraron que fueron utilizadas para hacer las pequeñas inscripciones que aparecieron en objetos hallados en las esfinges de la Tumba de Minos, en Egipto. En Pompeya se halló una lente de 5 cm. de diámetro y se sabe que 3000 años a. C. en Mesopotamia se hacían lentes plano-convexas y biconvexas (algunas se conservan en museos como el de Berlín). Lo mismo ocurría en Creta donde se utilizaban como objetos sagrados para encender el fuego.

En el **siglo XV** antes de Cristo, durante el reinado de Tumes III, aparecen los primeros vasos de vidrio y esmaltes artísticos de este material. La relación entre el vidrio y la óptica es importantísima.

En el **SIGLO VI a. C.** Confucio (China entre el 551 y el 479 a. C.) habla de un zapatero que usaba "vidrios" en los ojos. Esto hace suponer el uso de este material como decorativo o medicina y Empédocles de Agrigento (Sicilia hacia el año 495 a.C.) menciona por primera vez **el campo visual.**

En el siglo V a. C. los griegos, romanos, árabes... conocían las propiedades de los espejos, cauterizaban las heridas con lentes positivas y para encender usaban unas esferas de vidrio llenas de agua llamadas "cristales encendedores". Quizá la primera lente que hubo en el mundo fue la que construyó **Aristófanes** en el año 424 a. C. con un globo de vidrio soplado, lleno de agua. Sin embargo, su propósito no era la de amplificar imágenes, sino la de concentrar la luz solar.

Los matemáticos griegos se preocuparon también por la óptica en sus aspectos geométricos. En los escritos del gran geómetra alejandrino **Euclides** (siglo IV-siglo III), "Optica" y "Catróptica", aparecen observaciones geométricas tan importantes como la propagación rectilínea de la luz, que él consideraba como un tentáculo lanzado desde el ojo hasta el objeto.

Los filósofos de la antigua Grecia idearon teorías sobre la naturaleza de la luz en las que confundían la luz con el fenómeno de la visión. Según decían los pitagóricos *"la visión es causada por la proyección de imágenes lanzadas desde los objetos hacia los ojos"*. Por el contrario, los platónicos afirmaban que la sensación visual se produce cuando los "haces oculares" enviados desde los ojos chocan con los objetos.

En la **Edad Media** sólo los árabes hicieron estudios sobre la óptica ya que una de las ramas de la medicina islámica más desarrollada fue el estudio de las enfermedades de los ojos debido a lo cual se interesaron especialmente por su estructura. Los físicos árabes entendieron la dióptrica en el sentido de *"paso de la luz por los cuerpos transparentes"*, llegándose a partir de ahí a la fundación de la óptica moderna. El cristalino indicó el modo de emplear lentes de cristal o de vidrio para ampliar la imagen o para leer, especialmente los ancianos. En las lentes tenemos la primera prolongación del aparato ocular humano.

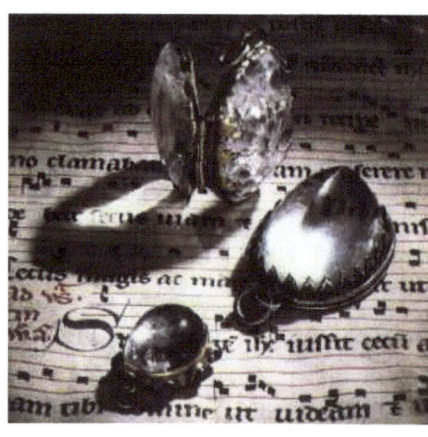

Hacia el año 1000 d.C. y siguiendo las teorías de Alhazen los frailes de la Edad Media desarrollaron las llamadas "piedras para leer". Posiblemente eran de cristal de roca o de alguna de las llamadas piedras semipreciosas (posiblemente berilio). Estaban talladas en forma de una media esfera y aumentaban la letra.

En la Edad Media tenían pasión por la luz y por los colores vivos que para ellos tenían un significad místico.

En los primeros anteojos se utilizó el cuarzo y el agua marina, pero conforme aumentó la demanda fue necesario elaborar vidrio óptico que se rompe con facilidad por lo que resulta peligroso. A partir de este momento las gafas han evolucionado según las necesidades de la sociedad.

Las primeras lentes convergentes aparecen a finales del **siglo XIII** en el norte de Italia. En esta zona estaba muy desarrollada la tecnología del pulido de los cristales. Los primeros lentes se fabricaron para la presbicia y eran convexos. Las lentes para miopes aparecen cien años más tarde.

Posiblemente fueron los vidrieros venecianos los inventores de las lentes. Del taller de los famosos sopladores de vidrio de Venecia en la isla de Murano proceden los primeros cristales tallados ideados en principio para un sólo ojo.

El paso siguiente fue montar las lentes en un armazón lo que ocurrió entre 1285 y 1300: le pusieron un borde de madera, hierro, cuero, plomo, cobre, o concha a dos de esos cristales tallados y los unieron con remaches de manera para que formaran una unidad. Se les agregó un mango para mayor comodidad y se les llamó "Lentes de Remache". La armadura se colocaba sobre la nariz al estilo "pincenez" o quevedos.

A partir del siglo **XIV** se desarrolló en Europa la construcción de lentes para corregir defectos de la vista. Aparecen las lentes cóncavas para la miopía. Sabemos que las usaba Petrarca (1304-1374). En la iglesia de San Nicolás de Treviso, existe el primer cuadro de una persona con lentes, se trata del cardenal Hugo de Provenza, pintado por Tomás de Modena en 1352. La primera mención de la existencia de fabricantes de anteojos, data del año 1300 (aparece en el listado de oficios de Venecia).

En el siglo XV destacó **Leonardo da Vinci** (1452-1519). Estudió la estructura y el funcionamiento del ojo. Realizó varios progresos pero tuvo el defecto, como sus predecesores, de creer que la función visual residía en el cristalino en vez de en la retina. Formuló una teoría de la visión, en la que comparaba el ojo a una cámara oscura. Es muy probable que igual que otros pintores de la de la época, Leonardo usara una cámara oscura para incorporar a su pintura los principios de la perspectiva.

Leonardo da Vinci, conociendo la tradición de Arquímedes, diseñó por lo menos siete máquinas para tallar espejos de gran tamaño y radio de curvatura, pero probablemente nunca construyó ninguna.
Fue la primera persona que habló de la posibilidad de usar lentes de contacto para corregir problemas visuales. Tradicionalmente, se atribuye a Leonardo da Vinci la primera descripción de un dispositivo que podría asimilarse a una lente de contacto

Durante los siglos **XVI y XVII** se dio una revolución artística y científica. Los científicos empezaron estudiar la naturaleza a través de los experimentos. La óptica salió favorecida. Las gafas empiezan a considerarse como un elemento de moda, signo de opulencia, intelectualidad y sabiduría. En esta época, surgen las monturas con varillas, se añade un puente a las gafas para que descansen mejor sobre la nariz y se empieza a diversificar el uso de nuevos materiales. Se inventaron muchos instrumentos que permitían una mayor experimentación cuantitativa. Destacan sobre todo dos: el *telescopio* y el *microscopio.*

Muchas han sido las personas que, a lo largo de los años han ido contribuyendo al desarrollo de la óptica y, como no queremos ser muy exhaustivos, nos trasladamos al siglo XX y diremos que en los años 20 se puso de moda el uso de gafas solares. Los fabricantes de vidrio sacaron al mercado por primera vez muestrarios con una colección de lentes coloreadas. A partir de este momento las gafas de sol se han convertido en un elemento de uso común y en un complemento de la moda.

En 1927 fueron inventados los cristales Panópticos formados por un segmento de vidrio de alto índice de refracción y poco poder dispersivo que se coloca en forma de cuña en un anillo de vidrio Crown común y posteriormente se crean los trifocales pero con dos vidrios de distinto índice de refracción.

A mediados del siglo el francés **Maitenaz** idea una nueva lente de potencia variable llamada "VARILUX", las llamadas lentes progresivas. La cara cóncava de este cristal es esférica o tórica y la cara convexa es casi esférica en su mitad superior, y en la inferior el radio de curvatura decrece progresivamente desde el centro de la lente hasta un punto situado alrededor de 14 mm por debajo del centro de visión lejana.dan una visión continua sin los inconvenientes de las lentes trifocales que al tener dos líneas divisorias dificultan la visión. Tiene tres curvaturas diferentes: para ver objetos lejanos, para distancias intermedias y para objetos cercanos.

Johnson & Johnson en1965 lanza al mercado las primeras lentes de contacto blandos desechables y de reemplazo frecuente con la marca ACUVUE y en la década de los 80 aparecieron las *lentes de uso prolongado*. En **1976** se empiezan a comercializar lentes fabricadas con materiales rígidos permeables al gas llamados semirrígidos.
En la década de los 80, la incorporación del NVP (N-vinil-pirrolidona) a los polímeros consigue alcanzar hidrataciones de hasta el 70%, lo que permite la aparición de las lentes de contacto de uso prolongado. En **1999** Ciba Vision presenta la primera lente que, por su revolucionario material, permite para poder dormir con ella durante 30 días: Night Day Focus. Son unas lentillas desechables de uso continuo que, por su revolucionario material, permiten el uso continuo durante un mes y tienen hasta 6 veces más transmisión de oxígeno que las lentillas blandas. Aparecen también las primeras lentes bifocales reusables.

El gran avance tecnológico ha generado distintos tipos de lentes de contacto. La diferencia entre ellos radica en las moléculas que componen el plástico empleado y otros factores encargados de determinar características como la permeabilidad al oxígeno o su concentración de agua. La ventaja de las lentes de contacto frente a las gafas está en que tienen una mayor amplitud de campo visual ya que acompaña al ojo durante todo el recorrido visual mientras que las gafas están limitadas por la montura. Algunas de las lentes de contacto que existen en el mercado son: Duras o rígidas, blandas, de uso prolongado, de materiales híbridos y diseños especiales.

Cuando existe mucha diferencia de graduación entre un ojo y otro, es recomendable el uso de lentes de contacto y según el problema refractivo que se presente (miopía, presbicia, astigmatismo o hipermetropía), un tipo de lente presentará ventajas sobre los otros.

Después de la aparición de los ordenadores los avances en óptica han sido enormes ya que con ellos es posible diseñar con alta precisión y además se pueden hacer simulaciones y estudiar cómo se comporta la luz a través de las lentes sin necesidad de construirlas. En 1952 se logró el primer diseño semiautomático de lentes en la Universidad de Harvard. Con los ordenadores, y con la ayuda del rayo láser, la construcción de lentes se perfecciona día a día y actualmente los instrumentos ópticos de precisión son muy perfectos. Todo esto contribuye a mejorar diferentes estudios de investigación astronómica, de la superficie terrestre....

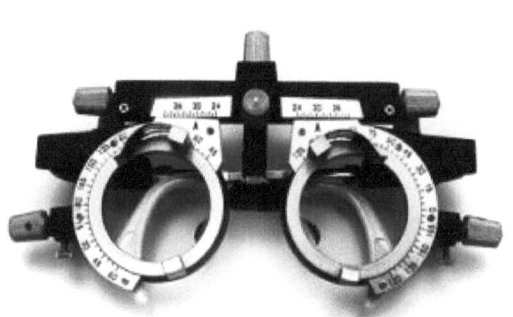

La graduación

La graduación de la vista determina la cantidad de corrección óptica que necesita una persona que padece uno o varios problemas refractivos (también llamados ametropías): miopía, hipermetropía y/o astigmatismo y presbicia o vista cansada.

La graduación de la vista determina la cantidad de corrección óptica que necesita una persona que padece uno o varios problemas refractivos (también llamados ametropías. Esta graduación es la que deben tener los cristales de las gafas o las lentillas de ese paciente para normalizar su visión, tanto de lejos como de cerca. Al realizar la graduación, el óptico o el oftalmólogo determinarán si el paciente sufre alguno de estos problemas refractivos y en qué grado lo padece. La graduación de la vista debe realizarse de forma personalizada, ya que se adapta a los defectos visuales de cada persona.

A la hora de determinar si un paciente es candidato a la cirugía refractiva láser es muy importante realizar una correcta graduación durante la primera consulta preoperatoria, ya que estos valores, junto a otras pruebas adicionales con las que se analiza el estado general del sistema visual y, específicamente, las condiciones y características de la córnea del paciente, determinarán si éste puede corregir sus problemas refractivos y qué técnica debe aplicar el cirujano en su caso.

La graduación de la vista se realiza como complemento al análisis de la agudeza visual del paciente (capacidad del sistema visual para captar los detalles de un objeto con unas condiciones de iluminación buenas) y se desarrolla a través de dos tipos de pruebas sencillas, indoloras y que casi no ocasionan molestias al paciente.

Exámenes objetivos

Sirven para tomar unos valores de partida (valores orientativos) a través de técnicas que no precisan la respuesta del paciente como guía. Habitualmente, se realizan a través de dos pruebas:
- Autorrefractómetro. Es una técnica rápida y simple. El paciente, sentado y con el mentón correctamente apoyado sobre la máquina, observa una fotografía que se enfoca y desenfoca. El autorrefractómetro analiza cuándo se proyecta la imagen sobre la retina. Con estos datos, calcula el valor de la refracción en cada ojo.
- Otra prueba la suele realizar el oftalmólogo dentro de la consulta para medir el poder refractivo del ojo interpretando la luz reflejada en la retina al iluminarlo con el retinoscopio. Habitualmente la consulta se deja en penumbra y el paciente mira a una distancia lejana (en varios ejes: hacia arriba, hacia abajo…) mientras se proyecta una luz sobre su pupila.

Exámenes subjetivos

Se emplean para determinar el valor refractivo del paciente en visión lejana, teniendo en cuenta las apreciaciones que realiza el propio paciente. Se le coloca una montura de prueba sobre la que se van situando lentes esféricas (para la miopía y la hipermetropía) o cilíndricas (para el astigmatismo).

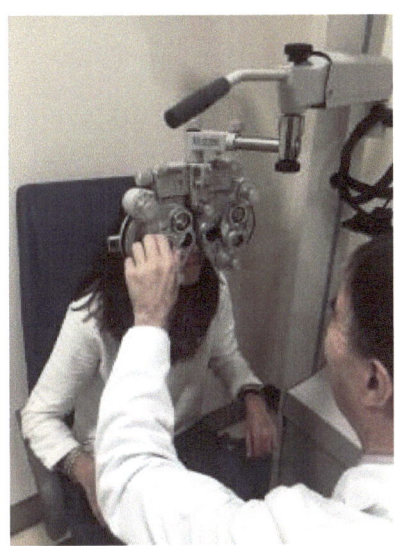

La prescripción óptica

La prescripción de las gafas o lentillas es un informe que debe ser realizado por un óptico-optometrista preferentemente, ya que es una persona cuya formación ha estado encaminada, entre otras tareas, a medir los problemas refractivos del ojo. En la prescripción aparecen un buen número de abreviaciones y términos que vamos a intentar explicar.

FECHA	14/07/2016		FÓRMULA COMPLETA		
OJO	ESFERA	CILINDRO	EJE	ADICIÓN	A.V.
DERECHO	+2.50	-1.00	160	+3.00	20/20
IZQUIERDO	+3.75	-0.50	10	+3.00	20/30

LENTES: OD: PROGRESIVO
OI: PROGRESIVO

USO: PERMANENTE   DP: 66/64   NASO: OD: 31.0   OI: 33.0

- ✓ **Dioptrías en ojo derecho y ojo izquierdo**
  OD: Ojo Derecho, es la dioptría del ojo derecho.
  OI o OS: Ojo Izquierdo o *oculus sinister*, es la dioptría del ojo izquierdo.

La dioptría es una unidad de medida del poder convergente de una lente, lo ideal es un valor cercano a cero, de lo contrario cuanto mayor sea su valor, ya sea negativo o positivo, mayor es la potencia correctora de la lente natural del ojo y peor será su visión, cuanto más alto sea el valor mayor corrección se va a necesitar para ver nítido.

Cuando los números de dioptrías de la prescripción son positivos se tiene hipermetropía, por tanto se experimenta problemas para ver de cerca; en cambio, cuando los números de dioptrías son negativos se tiene miopía, que le produce dificultades para ver de lejos.

- ✓ **Esfera**
  La esfera especifica si se tiene miopía o hipermetropía. Cuando el valor de la esfera es negativo tenemos miopía, es decir, problemas para ver bien de lejos. Cuando el valor de la esfera es positivo se tiene hipermetropía, es decir, problemas para ver bien de cerca.

- ✓ **Cilindro**
  Si se tiene un número en esta columna, se tiene algún tipo de astigmatismo. Aunque es una palabra rara e incluso preocupante, en realidad es un problema visual muy frecuente. Fácilmente se suele corregir con gafas o lentes de contacto tóricas.

✓ **Eje**
Las personas con astigmatismo tienen un informe con datos adicionales. Además del cilindro que nos indica las dioptrías de astigmatismo tendremos datos del Eje. Su valor está representado en grados entre 0 y 180, e indica donde se produce ese astigmatismo en el ojo. A la hora de vender lentillas para astigmatismo este dato es importante, ya que el diseño de las lentes de contacto tóricas las hace rotar hasta la orientación adecuada. Si no se corresponde con el astigmatismo, el paciente no verá bien.

✓ **Adición**
La Adición es un dato necesario para pacientes que usan gafas progresivas o bifocales, este valor se refiere a la graduación para ver de cerca, tiene siempre un valor positivo porque es una ayuda extra que damos a nuestro ojo para que pueda ver bien los objetos cercanos.

✓ **Agudeza Visual**
La Agudeza Visual determina nuestra capacidad para ver nítido a una distancia determinada, por lo general se hacen leer unas letras en una tabla, con un ojo y luego otro, o con ambos a la vez. Una visión perfecta es 20/20. En esta fracción el primer 20 representa la distancia a la estamos de la tabla, la unidad de medida es veinte pies y equivale a 6 metros. La segunda cifra, en este caso un 20, hace referencia a la distancia que una persona con visión normal ve nítida esa letra.

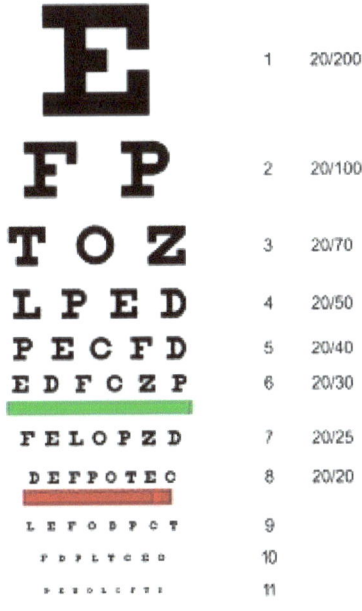

En una prescripción para gafas el valor de la agudeza visual puede estar representado como una fracción o bien como el resultado de la misma, es decir, 20/20 es lo mismo que 1, o por ejemplo 20/40 es lo mismo que 0,5, lo cual quiere decir que lo que se ve nítido a 6 metros, una persona con visión normal lo ve igual al doble de distancia.

✓ **Distancia pupilar**
La Distancia Pupilar es un dato importante pero que no siempre aparece en el informe o prescripción de las gafas, se refiere a la distancia que hay entre las dos pupilas en milímetros.

El frontofocómetro

En toda óptica hay un número de instrumentos indispensables que ayudan al óptico-optometrista a ejercer correctamente su función. Entre ellos se encuentra el Frontofocómetro (también llamado simplemente: "fronto").

Este instrumento sirve para medir la potencia dióptrica de una lente oftálmica, así como para determinar el centro óptico de la misma y la dirección del cilindro. Con el frontofocómetro se marca el centro y el eje del astigmatismo para facilitar el montaje personalizado de las lentes según la fisonomía y la montura escogida por el usuario de las gafas.

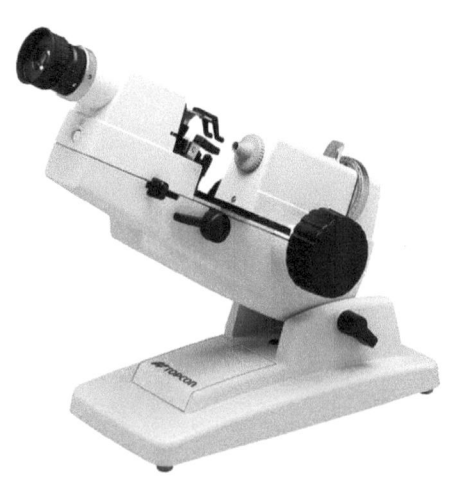

Al mirar por un fronto manual se ve un test (unos dibujos de rayas y puntos) que se desenfoca al introducir la lente que se quiere medir. Girando una rueda, el test vuelve a estar enfocado gracias a un mecanismo formado por lentes y fuentes de iluminación. Cuando ya está enfocado una tabla nos indica la graduación y moviendo la lente se obtiene el centro óptico.

En los frontofocometros digitales la medida de la potencia de la lente es automática. Gracias al "fronto", el óptico-optometrista adapta las lentes de las gafas de una forma absolutamente personalizada a las necesidades visuales.

TEMA 5

LAS LENTES OFTÁLMICAS

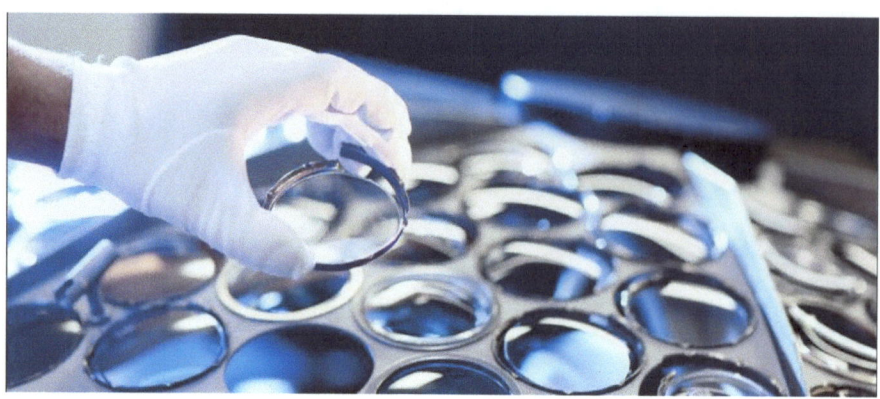

Descripción

Una lente oftálmica (o lente para gafa) es un objeto transparente compuesto por dos superficies, en la que al menos una de ellas es curvada. Gracias a esa curvatura, los rayos de luz que atraviesan la lente se desvían formando una imagen en un lugar distinto al que se habría formado sin lente.

Ese desplazamiento de la imagen, que produce la lente, nos permite compensar los problemas visuales llamados ametropías: Miopía, Hipermetropía, Astigmatismo y Presbicia.

- ✓ Si la lente es cóncava (más fina en el centro que en los bordes) los rayos de luz divergen y se puede compensar la miopía.
- ✓ Si la lente es convexa (más gordita en el centro que en los bordes) los rayos de luz convergen y se puede compensar la hipemetropía.
- ✓ Si la curvatura de lente no es esférica (tiene distintos radios de curvatura) se llama tórica y compensa el astigmatismo.

En la actualidad las lentes oftálmicas están fabricadas en su gran mayoría con materiales plásticos (técnicamente se les llama lentes orgánicas) y en menor medida la fabricación de lentes en vidrio (técnicamente conocidas como lentes minerales).

Tipos de lentes oftálmicas

- ➢ **Lentes orgánicas**: son resistentes a los impactos y son de gran ligereza sin embargo esto facilita su rayado.

- **Lentes policarbonato**: son livianas y delgadas formando una lente de gran resistencia al impacto con precios elevados.
- **Lentes plástico alto índice**: cuenta con altas dioptrías, mayores correcciones, espesor y por lo tanto sus lentes serán más pesadas con un 40 por ciento más delgadas, en beneficio del aspecto del usuario.
- **Lentes Trivex**: ayudan a reducir la fatiga son más livianas del mercado y son 6 veces más resistentes que las lentes de policarbonato por lo que se pueden usar monturas al aire.
- **Lentes Minerales**: formadas principalmente de sílice fundido con otros minerales con gran resistencia rayado, tienen gran calidad óptica y en altas correcciones se puede mejorar el espesor con una buena estéticamente.

¿Cómo se fabrican las lentes oftálmicas?

Las lentes son la parte más importante de unas gafas y la que garantiza que se disfrute de una visión óptima. Pero antes, las lentes emprenden un largo viaje antes de acabar en las gafas. Vamos a explicar aquí cómo se fabrican las lentes oftálmicas, tanto las orgánicas como las de cristal. ¿De qué está hecha una lente? ¿Qué distingue a las lentes personalizadas de las que se pueden comprar "listas para usar"?

El proceso de producción de una lente

Existen básicamente dos procesos distintos: con indiferencia del fabricante, las lentes de precisión individualizadas, conocidas también como lentes de prescripción, se crean casi en su totalidad utilizando tecnología freeform (de formas libres o asimétricas). Se trata de una avanzada técnica de fabricación desarrollada por ZEISS que después se ha adoptado en toda la industria de producción de lentes.

A diferencia de las lentes de prescripción, las lentes de stock "listas para usar" se fabrican mediante un proceso de moldeo por inyección. Existe una diferencia entre estos dos tipos de lentes oftálmicas: el óptico suele seleccionar lentes de stock para un par de gafas sencillas y económicas, por ejemplo, un par de gafas para leer, o cuando el usuario requiere un par de gafas con urgencia. A diferencia de las lentes personalizadas, estas lentes se fabrican en grandes cantidades y no de manera individualizada.

Las lentes de stock son perfectamente adecuadas para una corrección visual estándar, pero no ofrecen el mismo nivel de rendimiento que las lentes de precisión individualizadas. Para fabricar estas últimas, el óptico crea un perfil detallado y exhaustivo del usuario que sentará la base para la fabricación de las lentes oftálmicas.

Fabricación de unas lentes individualizadas

> **Preparación**

En la actualidad, el proceso de producción de las lentes oftálmicas está automatizado en su mayor parte. Cuando el óptico envía un pedido de lentes para un usuario, comienza la primera fase de fabricación: se define la lente individualizada más apropiada y 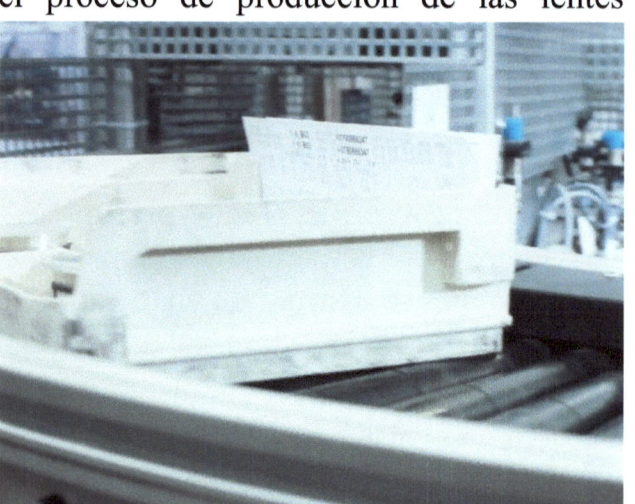 se proporcionan los datos necesarios para su fabricación. A cada pedido se le asigna un código de barras para que los datos necesarios para el procesamiento de la lente puedan ser identificados en cada fase en tiempo real y transmitidos a cada estación de trabajo particular.

En función de la graduación requerida, se seleccionan automáticamente las lentes semiterminadas en el almacén. Estas lentes semiterminadas, para el ojo derecho y para el izquierdo, ya tienen una graduación determinada en la cara anterior. Para dotarlas de la graduación correcta para el usuario, solo es necesario procesar la cara posterior de la lente mediante la tecnología freeform.

Las dos lentes semiterminadas, conocidas también como pucks por su parecido a los discos de hockey, se retiran automáticamente del inventario y se depositan en una bandeja. Aquí comienza su viaje; las cintas transportadoras llevan la bandeja de una estación a otra, hasta el resultado final: la fabricación de dos lentes oftálmicas personalizadas.

- **Bloqueo**

El paso siguiente es el bloqueo. En esta fase se aplica un tratamiento de protección en la superficie de la lente. A continuación se sujeta la lente semiterminada al denominado "bloqueador". Este paso 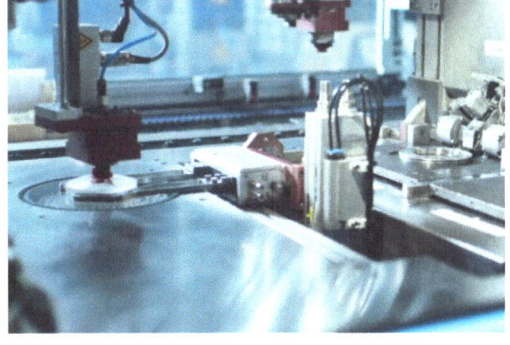 es necesario para poder sujetar adecuadamente la lente y procesarla en las máquinas.

- **Generación**

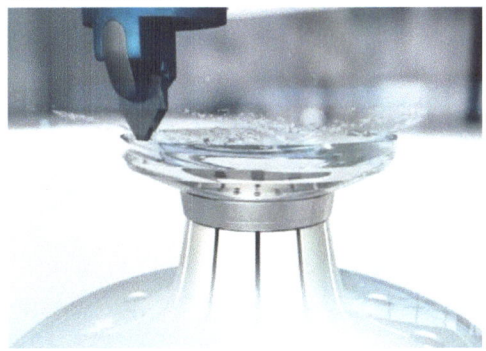

Cuando se ha completado el bloqueo, se da forma a la lente según el formato y la graduación correspondientes
Con la tecnología freeform la superficie anterior de la lente semiterminada ya está dotada de una potencia óptica cuando sale del almacén. Solo es necesario procesar la superficie posterior y darle la forma adecuada para el usuario particular.

Para ello, se aplica el método CNC de 5 ejes para crear dotar a la lente de la forma y la graduación adecuada para el usuario particular en aproximadamente 90 segundos. Básicamente, en un minuto y medio se completan tres fases distintas: se endurece la lente, se le da forma y después se definen decenas de miles de puntos de corte utilizando un diamante natural. Este método permite al fabricante personalizar libremente la superficie óptica, de ahí la denominación freeform.

- **Pulido y grabado**

Durante el pulido, se procede al acabado de la superficie de la lente sin alterar sus propiedades ópticas. Una superficie perfecta es importante para la aplicación de los revestimientos modernos de modo que no se separen de la lente. Todas las lentes ZEISS muestran su firma especial: una "Z" prácticamente invisible grabada a láser en la lente. Esta marca grabada con precisión es importante para el control de calidad y confiere un sello que asistirá después en el proceso de cortado y centrado de las lentes.

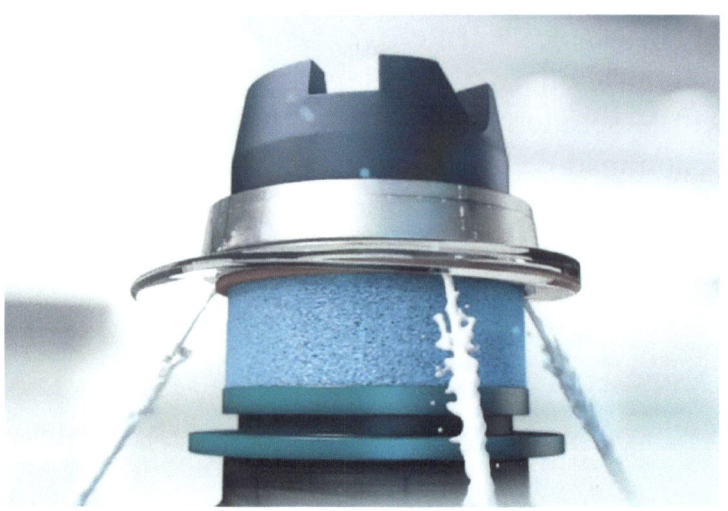

> **Desbloqueo y limpieza**

En esta fase se desbloquea la lente, es decir, se retira cuidadosamente del bloqueador. Dado que la aleación metálica que conecta la lente al bloqueador se funde al alcanzar 50° C, este se sumerge en agua caliente. Entonces se limpia la lente de un modo similar al de los túneles de lavado de coches: con cepillos, distintos productos de limpieza y agua ultra pura (especialmente tratada) para eliminar cualquier rastro de impureza de las lentes y prepararlas para su tratamiento. A continuación se procede a su secado con aire.

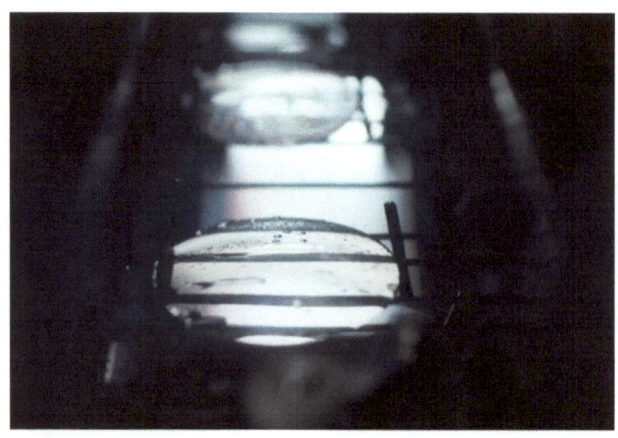

> **Tintado**

En esta fase se procede al tintado de las lentes si así se requiere. Las lentes orgánicas se sumergen en un baño de tinta, mientras que en las lentes de cristal, los tintes se aplican por capas de óxidos metálicos.

Para las lentes orgánicas se utilizan colorantes textiles que no suponen ningún riesgo para la salud de las personas ni para el medio ambiente. Este proceso requiere una gran destreza: puesto que cada lente se fabrica de manera personalizada y se ofrece tintados de cualquier color, se requiere una amplia experiencia para conseguir el color "correcto".

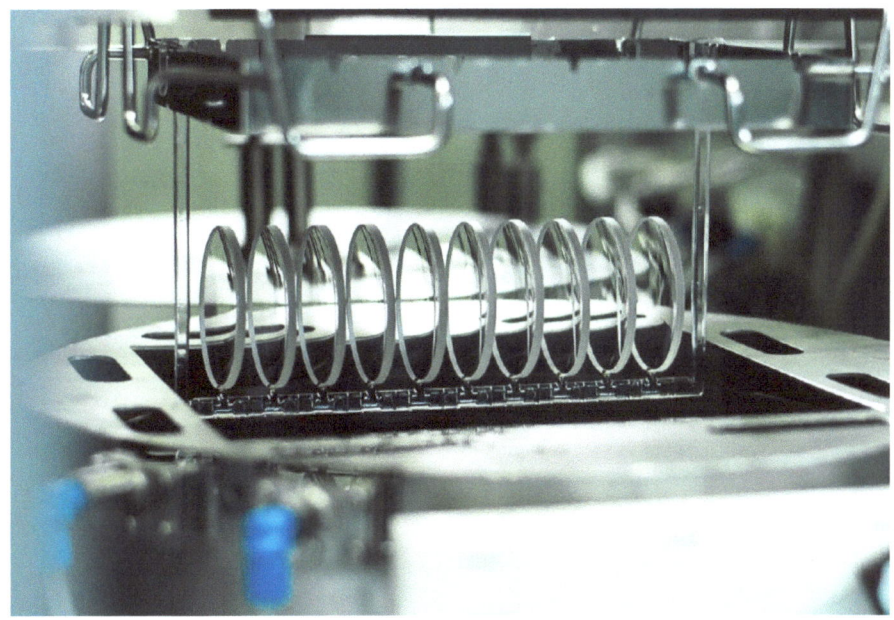

> **Tratamiento**

Este es el último paso en el proceso de producción, y también el más exigente tecnológicamente: la aplicación de un tratamiento a la lente oftálmica. Los tratamientos confieren a la lente propiedades antiarañazos y mayor resistencia, y contribuyen a ofrecer una visión nítida en condiciones climáticas desfavorables, así como a repeler la suciedad y reducir los reflejos molestos; también ofrecen múltiples beneficios prácticos como, por ejemplo, durante la conducción o en el trabajo con ordenadores.

A diferencia de las lentes de cristal, las lentes orgánicas no ofrecen una resistencia adecuada a los arañazos por sí mismas.

Por eso, un tratamiento de endurecimiento ayuda a protegerlas contra los arañazos y es indispensable en las lentes orgánicas. Durante el proceso de inmersión de la lente orgánica se le aplica una laca que la endurece. El tipo de laca especial aplicada depende del tipo de material y el grosor de la lente. Tras la limpieza ultrasónica, se aplican los tratamientos antirreflejantes en capas sucesivas en un proceso de deposición al vacío; y decimos capas porque una lente moderna puede llevar hasta nueve capas de tratamiento. La última capa hace que la superficie de la lente sea extremadamente lisa, lo que la hace particularmente resistente a la suciedad y al agua.

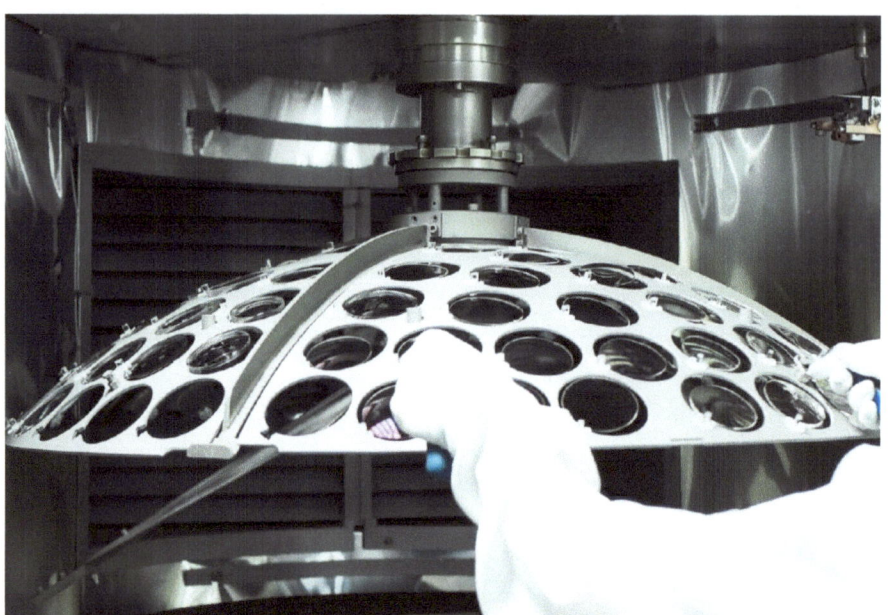

> **Control de calidad**

Las lentes están prácticamente acabadas. Pero, para garantizar que cumplen los requisitos de calidad, todas las lentes son sometidas a una exhaustiva inspección antes de la entrega. Se realiza una inspección visual para comprobar que no haya daños o polvo, además de una inspección mecánica para garantizar que todas las lentes cumplen con las especificaciones exigidas. Se verifica si son correctas las dioptrías, el eje, cilindro, grosor, diseño y diámetro Si no se detecta ningún defecto, se imprime un "sello" en la lente en la última fase. Este sello se utiliza como orientación para alinear la lente y asistir al profesional óptico a insertarla en las monturas con precisión. El sello se elimina antes de que las gafas finalizadas se entregan al usuario.

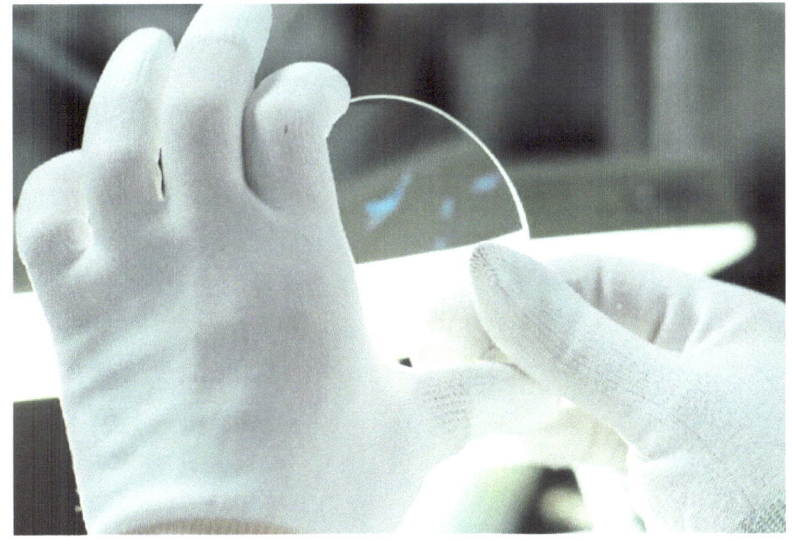

> **Montaje**

Es habitual que el óptico realice el montaje de las lentes en la montura. Este proceso requiere una precisión micrométrica, porque solo unas gafas montadas de manera óptima pueden ofrecer una corrección visual perfecta.

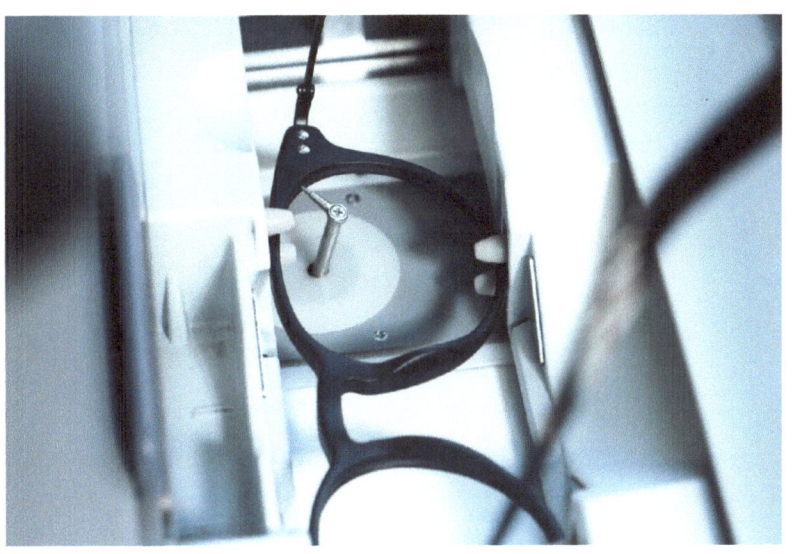

La fabricación de las lentes de stock y semiterminadas

Las lentes de stock y semiterminadas de plástico orgánico se fabrican por un proceso de moldeo por inyección: a los materiales líquidos llamados monómeros, se les añaden ciertos ingredientes especiales, por ejemplo, para mejorar la absorción UV de la lente. Esta mezcla se introduce en los moldes, donde se solidifica y se procesa para reducir el estrés residual. Con esto, la lente semiterminada está lista para usar. Si va a ser utilizada como lente de stock, se le aplica un tratamiento para endurecerla y, si así se solicita, otros tratamientos adicionales.

Este proceso es ligeramente distinto de las lentes semiterminadas de cristal: en primer lugar, se funde una serie de materiales naturales como cuarzo, carbonato potásico, carbonato sódico y óxido a una temperatura de 1400° a 1500° C para crear una mezcla de cristal. A continuación, se prensa la mezcla para crear un bloque de cristal de entre uno y tres centímetros de grosor, denominado prensado. El próximo paso consiste en el procesamiento de la superficie anterior de este bloque.

Con una herramienta de abrasión de diamante, se da a la lente la forma deseada, mientras que con el pulido se le confiere la transparencia necesaria. Al terminar esta fase, disponemos de una lente transparente semiterminada que ya está preparada en un lado.

Fabricación de lentes bifocales orgánicas y de cristal
Las lentes bifocales son un tipo de lentes oftálmicas que tienen un campo de visión para ver objetos de cerca y otro para la visión de lejos. Las lentes bifocales pueden ser orgánicas o de cristal. Sin embargo, su producción varía enormemente en función del material con que están hechas. Con las lentes bifocales, se integra una lente en la lente semiterminada; la parte superior de esta lente tiene la misma graduación que la lente principal, mientras que la parte inferior, para la visión cercana, es más potente.

En primer lugar, es necesario tallar y pulir la cara posterior de la lente adicional. A continuación, se coloca la parte curva de esta lente en la indentación existente de la lente principal. Llegado este punto se funde la lente adicional y se integra con la lente principal de modo que ya solo se aprecia una única lente. Entonces se procede al procesamiento de la lente bifocal semiterminada, tallando y puliendo ambas caras.

La fabricación de lentes bifocales orgánicas es significativamente menos complicado. A diferencia de las lentes de cristal, la graduación de la visión cercana no requiere una lente adicional. En su lugar, se realiza una curvatura más pronunciada en el área pertinente. Esta curvatura se consigue utilizando un molde adecuado en el que se introduce la lente semiterminada en estado líquido.

La fabricación de las lentes progresivas

El factor decisivo en el desarrollo del entes multifocales (también denominadas progresivas) es saber para qué van a utilizarse: ¿Requiere el usuario un uso especial, por ejemplo trabajar con ordenadores? ¿O va a llevar las gafas mientras realiza las tareas diarias habituales? Múltiples factores influyen en el diseño de las lentes, de un modo similar a una ecuación con cientos de variables desconocidas. Por tanto, no debe sorprendernos que la fabricación de lentes oftálmicas sea una tarea compleja. Una máquina amoladora especial da el diseño requerido a una lente oftálmica semiterminada.

Una lente progresiva se optimiza en diversas fases de prueba antes de que comience su producción en serie. El diseño de las lentes progresivas se modifica repetidamente y se realizan ajustes precisos hasta alcanzar las primeras lentes de prototipo. Los usuarios de lentes de prueba llevan las lentes al máximo de sus capacidades para garantizar su tolerancia de uso. Su producción en serie y comercialización solo comienzan cuando los usuarios de pruebas están satisfechos con un diseño particular.

Un ajuste personalizado

Ciertamente, las lentes "listas para usar" son perfectamente adecuadas para muchas actividades y alteraciones visuales. No obstante, un par de gafas personalizado al detalle puede hacer mucho más. Por ejemplo: mientras que las lentes de stock pueden acomodarse al punto visual de cada ojo, no se tiene en cuenta el ajuste personalizado de las lentes frente a cada ojo, con indiferencia de la montura, durante su montaje.

Cuantos más datos se incorporen a la producción de la lente sobre cómo el usuario mira a través de sus gafas, más precisa será su fabricación, garantizando que el usuario disfruta de una visión óptima y natural. Para conseguirlo, el óptico tiene que identificar muchos otros parámetros faciales importantes además del punto visual, y todo ello con la precisión de una décima de milímetro. Cuanto mejor conozca el óptico al usuario, mayor será la precisión del diseño de las lentes.

A menos que se consiga una armonía perfecta entre las monturas, las lentes, las necesidades visuales del usuario y las características de su rostro, no se conseguirá ofrecerle una visión relajada y natural, especialmente para individuos de edad avanzada o con problemas visuales menos habituales. La tecnología freeform da cabida a un gran número datos personales del usuario y, gracias a complejos cálculos matemáticos, permite producir lentes con procesos de elaboración y ajuste tan precisos que el usuario podrá disfrutar de una visión óptima con sus monturas de preferencia. Así es como puede disfrutar de una visión nítida en un campo visual lo más amplio posible para diversas distancias con excelente tolerancia de uso. Cuanto más compleja y única sea una situación, más significativas son las diferencias entre las lentes individualizadas y las lentes de stock.

Lentes según la alteración visual
Miopía, hipermetropía, presbicia... son muchos los problemas de visión que pueden limitar nuestra percepción visual. En la mayoría de los casos, unas gafas bien ajustadas con las lentes adecuadas pueden ayudarle a ver de nuevo con claridad. Pero ¿qué tipo de lente es adecuado para qué discapacidad visual? Las lentes son la parte más importante de unas gafas y la variedad existente es enorme. Vamos a ver qué lentes hay para corregir de forma eficaz la visión defectuosa, las discapacidades visuales y los problemas de visión.

Soluciones de lentes clásicas
Lentes monofocales: para miopía e hipermetropía.
Todos sabemos que las personas con miopía tienen problemas para ver con claridad los objetos de lejos. Pero si vamos más allá podemos decir que la miopía se produce porque el ojo de la persona que lo sufre es demasiado largo y los rayos de luz se unen antes de llegar a la retina. Las lentes que tienen que utilizar las personas con miopía es de tipo cóncavo, es decir, que son más gruesas por los bordes y más finas en el centro. Como consecuencia de llevar estas lentes, a la gente miope se le ve los ojos más pequeños.

Las personas con hipermetropía tienen justo el problema contrario que las personas con miopía. El ojo de la persona que sufre hipermetropía es demasiado corto y, por tanto, los rayos de luz que entran convergen detrás de la retina. Esto supone dificultades para ver con claridad los objetos que sitúan en el plano cerca. Al contrario que los miopes, los hipermétropes utilizan lentes convexas, es decir, que son más finas en los bordes y más gruesas en el centro. Sus ojos se ven más grandes si los miras a través de las lentes.

Las lentes monofocales tienen la misma potencia dióptrica en toda la superficie de la lente, es decir, tienen la misma graduación en toda la lente. Se utilizan para gafas de lejos y de lectura, las dos ayudas visuales más comunes. ¿Cuál es la diferencia? Con gafas de lectura, las lentes monofocales se optimizan para ver en la zona cercana y se ajustan a la distancia de lectura acostumbrada del usuario hipermétrope. Estas lentes son ideales no solo para leer libros, sino también para leer letra pequeña en smartphones o tablets.

Para entender mejor la miopía y la hipermetropía, primero tenemos que explicar cómo vemos: para percibir imágenes con nitidez, cuando las miramos nuestros sistemas ópticos tienen que proyectarlas sobre la misma retina, y no delante o detrás de ella. Esta capacidad se ve limitada en personas con alguna discapacidad visual. En personas hipermétropes, el ojo visualiza objetos cercanos detrás de la retina, por eso los perciben borrosos. Sin embargo, en el caso de la miopía, los objetos lejanos se ven borrosos debido a que el ojo miope enfoca las imágenes delante de la retina en lugar de sobre ella. Unas gafas de lejos perfectamente ajustadas pueden ayudarle a recuperar una visión nítida tanto de objetos cercanos como lejanos.

Lentes para el astigmatismo
El astigmatismo es el defecto de la vista más común y que normalmente acompaña a otras enfermedades como la miopía o la hipermetropía. Este defecto refractivo en una persona se produce cuando el ojo tiende a ser más ovalado y, por tanto, los rayos de luz cuando entran a través de la pupila se proyectan delante o detrás de la retina. Las lentes de las personas con astigmatismo pueden ser monofocales cóncavas, convexas o cilíndricas según en qué parte del ojo se proyecte la luz.

El astigmatismo se puede corregir con lentes monofocales. Para ello, se incorpora una potencia adicional a la lente que equilibra el astigmatismo: lo que se conoce como corrección cilíndrica ("cil" en el certificado de garantía de la lente). También reciben el nombre de lentes tóricas.

Lentes con prisma: la heteroforia

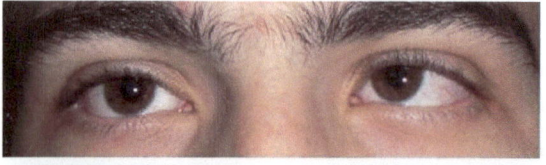
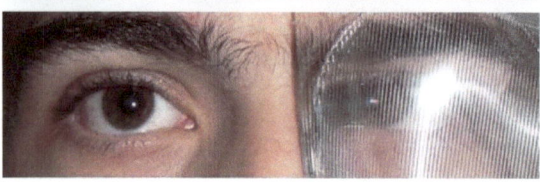

Las lentes prismáticas optimizan la interacción entre os ojos de pacientes con heteroforia. En el caso de la heteroforia, también conocida como estrabismo oculto o latente, los ojos del paciente no están perfectamente alineados en paralelo, lo que trastorna la visión espacial. El cerebro y los músculos del ojo intentan evitar constantemente que se dupliquen las imágenes, lo cual produce mucho cansancio en el paciente y a menudo provoca dolor de cabeza.

Las gafas con prismas compensan esta visión irregular mediante un pulido especial aplicado en al menos una de las lentes. De este modo se mejora la movilidad y la interacción entre los ojos, y quien las usa tiene una visión más nítida y más relajada.

Lentes bifocales: para problemas de visión de cerca y de lejos

Las lentes bifocales consisten en dos lentes que permiten al usuario ver bien objetos cercanos y lejanos. Este tipo de lentes se distinguen por la línea divisoria que hay entre las dos lentes; la zona inferior es claramente más pequeña y parece una pequeña ventana. Esa es la "zona de lectura" para ver de cerca, y el resto de la lente garantiza una buena visión de lejos. Esta doble graduación es lo que le da el nombre: en latín, bi significa "dos" y focal significa "punto focal". Antes se recurría mucho a las lentes bifocales para corregir la presbicia o vista cansada. Sin embargo, en la actualidad ya no es así.

Muchos usuarios consideran antiestética o incluso molesta la línea divisoria claramente visible en la lente, por ejemplo al subir escaleras. ¿Cuál es la solución? Unas modernas lentes progresivas. Ofrecen una transición suave entre las zonas de visión y, por tanto, un mayor confort visual.

Lentes progresivas: para la miopía, la hipermetropía, el astigmatismo y la presbicia

Las lentes progresivas tienen claras ventajas en comparación con las lentes bifocales y trifocales. Las lentes progresivas tienen una potencia para las zonas de visión de cerca, intermedia y de lejos, y todo esto en una lente con una transición suave y sin línea divisoria.

La corrección tiene una transición suave de arriba abajo y se aplica a visión de lejos y de cerca. Estas lentes permiten una visión clara y relajada a todas las distancias y son la elección perfecta para corregir la miopía, la hipermetropía y la presbicia. Son ideales para leer, trabajar en el ordenador o hacer bricolaje, o simplemente para ver cómodamente de lejos.

Gracias a unos modernos métodos de producción con un confort visual excepcional, mediante una serie de factores las lentes progresivas se adaptan con precisión a las necesidades específicas del usuario. Algunos de esos factores importantes son la distancia interpupilar, el ángulo pantoscópico y la distancia del vértice posterior, por nombrar solo algunos de los parámetros faciales individuales que se tienen en cuenta durante la fase de producción.

En el caso de las lentes progresivas de alta calidad, las imágenes borrosas en la zona de transición y los problemas al subir escaleras (característicos de anteriores generaciones de lentes progresivas) son en su mayor parte cosa del pasado. Permiten no solo disfrutar de una visión natural y nítida, sino también enfocar rápidamente a todas las distancias y en cualquier dirección.

Son unas gafas ideales para uso diario, ya sea su primer par de gafas o si quiere cambiar de lentes de lectura a lentes progresivas o si hasta ahora solo necesitaba gafas para ver de lejos. Las lentes progresivas también son la mejor solución para personas con visión normal que empiezan a desarrollar presbicia, o para personas con astigmatismo que empiezan a padecer este trastorno ocular.

TEMA 6

LAS MONTURAS DE LAS GAFAS

Su evolución histórica

- ✓ Una de las primeras apariciones registradas en la historia sobre lentes, aparece en la **antigua Roma**, el emperador romano Nerón, contemplaba las peleas de gladiadores a través de una esmeralda, moldeada en forma de luna cóncava ya que sufría miopía.
- ✓ En la **Edad Media** surgen las denominadas **"piedras de lectura"**, antecesoras de las lupas y las gafas correctivas.
- ✓ Es en **1249** cuando **por primera vez, la medicina y la ciencia relacionan las piedras y lentes** con el objetivo de mejorar la visión. El fraile inglés **Rober Bacon es considerado el padre de las gafas**, tras empezar a tallar las primeras lentes con esta finalidad.
- ✓ La primera **gran evolución** del invento surgió **en el siglo XV**, cuando el erudito **Nicolás de Cusa proponía el uso de lentes cóncavas**, más delgadas en el centro que en los laterales, para poder ver mejor de lejos. Hay registros sobre el uso de estas lentes primerizas por el Papa León X.
- ✓ No es hasta **principios del siglo XVIII** y la edad moderna cuando **aparecen las primeras "monturas"**, con una especie de varillas para sujetar las lentes. Es el inicio de las gafas modernas. Primero se sujetaban con el puente de la nariz ya que tenían forma de V y no sería hasta finales de siglo, cuando las varillas se sujetasen por detrás de las orejas. Se empezó a mejorar considerablemente la miopía e hipermetropía de los ciudadanos, aunque su precio impedía su uso generalizado.
- ✓ El siguiente salto importante ocurre **en 1887, cuando el médico Adolf Eugen Pick inventa las lentillas** al aplicar unas lentes directamente sobre el iris, como el mismo decía: "Para corregir la visión sin que nadie se percate". Realmente con este descubrimiento, se había logrado el desarrollo científico en todo su potencial.
- ✓ En la **edad contemporánea** llega el momento de **investigar con los materiales**. La época en la que las gafas se convertirán en símbolo de estilo.
- ✓

✓ En la **II Revolución Industrial Fleinbloom combinó los plásticos sintéticos con el vidrio,** para dar lugar a las lentes que conocemos actualmente. En los 40 empezaron a fabricarse las gafas acrílicas y en los 50 las gafas alcanzaron su máximo reconocimiento, también como complemento de moda.

El diseño de las monturas
Para llegar a elegir las monturas correctamente, y para su eficaz montaje y adaptación, es preciso controlar dos aspectos fundamentales: cómo son y cómo se utilizan. Esto implica conocer sus características de forma, dimensión y materiales, los usuarios a quienes van dirigidas, con sus dimensiones y forma, y aquellos otros parámetros relativos a cómo serán utilizadas dichas monturas.

Pero para obtener una montura se ha tenido que seguir todo un proceso complejo y ordenado. Desde la idea inicial, con la necesidad de la compensación oftálmica, hasta que la montura se utiliza, aplicándola a un rostro determinado. Habrá que tener en cuenta tres grandes bloques:
- El diseño.
- Su definición.
- Proceso.

Las monturas con su definición formal, sus características dimensionales y sus componentes; y finalmente, los usuarios, y concretamente el rostro de aquellas personas sobre las que se aplicará la compensación oftálmica y las condiciones de utilización a que debe referirse el diseño como objetivo final de todo el proceso.

La definición de diseño siempre ha sido difícil, puesto que se trata de un concepto amplio, con un proceso complejo y pluridisciplinar y que implica un gran número de operaciones para obtener un resultado determinado. De manera sencilla podemos decir que se trata de definir un objeto capaz resolver una necesidad mediante la utilización de los recursos científicos y técnicos de la industria con un resultado satisfactorio a nivel funcional, técnico y también estético. Así pues, los elementos que debe satisfacer un buen diseño son:
- La funcionalidad.
- La técnica.
- La estética.

La metodología general del proceso de diseño sigue una serie de pasos hasta llegar al resultado final:
- ✓ Primero se pasará por todo el proceso de definición del objeto, desde croquis iniciales, bocetos de artista, ideas y su representación exacta.
- ✓ Luego definiendo todo el proceso de fabricación y la preparación del utillaje necesario para su manufacturación, incluidas las pruebas previas a su construcción, revisiones, montaje y presentación,
- ✓ Finalmente todo el camino seguido por el producto, mediante las vías comerciales de promoción y distribución.

Cualquier paso debe ser previsto por el proceso de diseño ya que con la producción a escala industrial no se pueden hacer improvisaciones y todo debe estar planeado de antemano. El diseño es un proyecto y todo el proceso necesario para llevarlo a cabo.

Proceso del diseño de monturas
La primera parte del diseño de monturas consiste en la definición formal del producto por cuanto es la más relacionada con el resultado final. Interesa que cuando tengamos en las manos una montura podamos entender cómo se ha generado su forma y el punto de partida es esta fase de concreción de las formas y materiales.

Dejaremos para otros ámbitos los aspectos de fabricación y distribución comercial puesto que ya hemos dicho que conocemos de antemano el resultado final en el momento de empezar la fabricación.

En el proceso de diseño de monturas se parte de ideas que siguen la tendencia del momento, y se plasman en croquis y bocetos artísticos realizadas por el equipo de diseñadores. Se realizan maquetas probando materiales y variaciones, pasando por los dibujos más detallados, que actualmente se realizan con programas CAD, con lo que se obtiene la forma del producto casi definitivo. Son importantes las sucesivas etapas de revisión conjunta entre el equipo de diseño, la oficina técnica y los responsables de fabricación y comercialización.

Entre todos se coordinan los intereses y posibilidades para que la montura definida sea satisfactoria y realizable, de acuerdo a los requerimientos técnicos, cumplimiento de la función y la línea comercial de la empresa y del mercado.

Desde el siglo XIII hasta el siglo XVIII, la elaboración de las monturas ha sido muy artesanal y limitada. A partir del siglo XIX, con el Humanismo y la Revolución Industrial, se van haciendo monturas más complejas y técnicas, pero es en el siglo XX cuando el diseño industrial toma un papel importante no sólo en la producción sino también en la comunicación social, con lo que cualquier objeto pasa a tener, además de los atributos imprescindibles de funcionalidad y rigor técnico, un papel simbólico y de comunicación: se trata del factor moda que potencia el concepto de la estética, cada vez más considerado por el usuario.

Tipología de las monturas
Para llegar a conocer las monturas y saber apreciar sus características de manera ordenada es preciso establecer una tipología, agrupando dichas monturas atendiendo a diferentes criterios. El objetivo primordial de la clasificación es tener una visión global y ordenada de los diferentes tipos de monturas y de sus características y relaciones entre ellas para disponer de unos criterios útiles a la hora de escoger una montura u otra según su uso concreto.

Estos criterios se basan principalmente en las características físicas de las monturas:
- ✓ Forma.
- ✓ Dimensión.
- ✓ Materiales y otras características técnicas como dureza, resistencia, peso, acabados superficiales o colores.

Finalmente también consideraremos sus diferencias según sus componentes y en la manera de ser utilizadas. Por tratarse de una clasificación, debe de ser práctica y sin complicaciones; por ello reduciremos el análisis a las siguientes características: materiales, forma, componentes y utilización de las monturas.

Materiales para la fabricación de monturas
Las gafas las podemos clasificar según los materiales que se utilizan en:
- Gafas metálicas, compuestas básicamente por metal.
- Gafas plásticas fabricadas con acetato de celulosa.
- Gafas plásticas fabricadas por inyección (moldeo) con propio nato, resinas y otros materiales plásticos moldeables.
- Gafas mixtas compuestas por materiales metálicos y plástico

Metales básicos

Los materiales más empleados son los compuestos por una aleación de cobre y níquel, también se emplean los aceros, aluminio, titanio, etc. Las aleaciones de cobre y níquel si estuvieran en contacto con la piel producirían alergia a las personas alérgicas al níquel, si bien estos materiales son protegidos posteriormente por recubrimiento no alérgico (Paladio, Oro, Lacas protectoras). Si una gafa se hace con material no alérgico (titanio) no es necesario protegerla para evitar las alergias

Sus características

Las características más importantes que deben tener son :
- Dureza.
- Flexibilidad.
- Resistencia a la deformación.
- Superficie con capacidad de alisamiento (Pulido superficial)
- Peso (peso especifico)

Metales para recubrimientos electrolíticos

La electrolisis consiste en poner un recubrimiento metálico en la gafas, este tipo de recubrimiento puede ser de:
- Cromo.
- Níquel.
- Cobre.
- Oro.
- Paladio.
- Rutenio.

El espesor de los mismos será variable según el nivel de calidad de las gafas en esa vertiente, aunque últimamente ha dejado de tener valor, ya que las gafas metálicas el acabado de las mismas es de color, la mayoría de ese color se hace con un recubrimiento de laca que evita el contacto con la piel

Lacas decorativas y de protección

Las lacas además de cumplir la función de proteger las partes metálicas que estén en contacto con la piel, tienen la función de darle color a las gafas según las exigencias de los diseños.

La protección depende del espesor de las lacas y de su dureza superficial, para evitar el desgaste por el roce con el uso. Al usuario y al óptico le es imposible a primera vista detectar si una gafa esta bien recubierta ó la laca tiene un espesor mínimo y de poca dureza, para detectadlo se tienen que hacer ensayos.

Materiales plásticos
La gran mayoría de las gafas para montar lentes graduadas se fabrican con acetato de celulosa, este material no es alérgico, además tiene la propiedad de ser moldeable, su envejecimiento con el tiempo es mínimo

Las gafas con lentes protectora para el sol (gafas de sol) se pueden hacer con acetato de celulosa, propio nato y otros plásticos moldeables, la utilización de los mismos depende de la configuración de la gafa, una gafa con una gran curva envolvente a la cara por lo general se hace por el método de moldeo, si la curva de adaptación es muy parecida a las gafas para lentes graduadas se pueden hacer también con acetato de celulosa por el método de mecanizado

Es primordial a la hora de la venta, que el cliente elija un modelo apropiado a su fisonomía y sobre todo dependiendo de la graduación que necesite, un miope o hipermétrope con graduación elevada, para obtener un buen resultado final, la elección del modelo adecuado es más importante que un índice de refracción de lente mayor.

Veamos algunos ejemplos:
Variantes dentro de las metálicas
- ✓ **Monel:**
  Aleación níquel-cobre, es el material más usado en monturas, es resistente y moldeable, necesita tratamientos para evitar reacciones alérgicas.
- ✓ **Aluminio:**
  Material sólido y ligero, resiste perfectamente las agresiones del tiempo.
- ✓ **Titanio:**
  Material utilizado para componentes de alta tecnología, es resistente, hipo alérgico y ligero.
- ✓ **Acero inoxidable:**
  Material que confiere una resistencia extraordinaria y ausencia total de corrosión.
- ✓ **Chapado oro:**

Consiste en un tratamiento de 4,2 micras de oro de 22 quilates. Tiene las propiedades de una joya inalterable y antialérgico.

Variantes dentro de las plásticas
- ✓ **Acetato:**
  Se extrae del algodón, para mi es el mejor material para el montaje de lentes oftálmicas, es antialérgico y muy estable con el paso del tiempo.
- ✓ **Propionato:**
  Termoplástico orgánico con características similares al acetato. Se inyecta a altas temperaturas en moldes de acero con la forma del frontal. De esta forma se pueden fabricar frontales con diseños especiales.
- ✓ **Optyl:**
  El Optyl es un material con unas excepcionales cualidades, es un 20 % más ligero que el acetato, muy resistente, siempre que en el montaje no se sobre tensione, ya que si es así, con un pequeño golpe se puede romper. Es un material con memoria, después de un montaje si se calienta de nuevo, vuelve a su forma original, es antialérgico.
- ✓ **Grilamid:**
  Material nailon, está muy equilibrado entre rigidez, resistencia y peso, es ideal para gafas deportivas.
- ✓ **Trogamid:**
  Alta resistencia a los agentes químicos, muy resistente a la abrasión y arañazos, se utiliza principalmente en los frontales.
- ✓ **Hystrel:**
  Muy resistente a la rotura con excelente flexibilidad, en muy estable a bajas temperaturas, se utiliza principalmente en los frontales.
- ✓ **Surlyn:**
  Flexible y con gran resistencia a la abrasión, color transparente, se usa principalmente para las plaquetas
- ✓ **Inyectado:**
  Se fabrican con moldes e inyectan el material a presión, en este material la posibilidad de ajuste y manipulación es muy pequeña.

La forma
En este grupo se ordenan las monturas según su forma característica. Al igual que con el material, la forma del aro es la que nos da mejor

idea de la forma de una montura. Se establecen diferencias según un análisis geométrico, partiendo de figuras simples como el cuadrado, el círculo y el triángulo. También se consideran las proporciones de conjunto, en amplitud y altura, así como las variaciones determinadas por la adaptación a la anatomía del rostro en la zona de la visión, como la inclinación nasal, el arqueado en cejas y en último término otros caracteres puntuales, también de tipo geométrico, como redondeamientos y achaflanados e incluso formas características de tipo poligonal o inclinaciones destacadas.

Todos estos elementos posibilitan un sinfín de combinaciones difíciles de reducir a una clasificación sencilla y clara.

Componentes

En este apartado los componentes son considerados como elementos que confieren carácter a la montura. Es una clasificación menos general y tiende a hacer hincapié en algunos tipos especiales de montura. El componente se tiene en cuenta según su forma y posición.

Diferenciamos los componentes principales: el aro, el puente, las varillas y las charnelas; de los suplementarios con carácter más puntual: complementos de decoración, terminales de varilla, plaquetas nasales, embellecedores y elementos de montaje.

Utilización

Finalmente se puede enunciar una clasificación de las monturas según su utilización. Es una clasificación mucho más amplia y subjetiva. Por un lado la función compensadora de la visión como la más importante, y por otro, otras funciones de menor incidencia y no relacionadas con la compensación visual como son la protección solar o laboral e incluso usos cosméticos.

Centrándonos en la compensación visual podemos agrupar las monturas según el tipo de usuario o según el tipo de función que cumplen. Distinguiremos las monturas de hombre, mujer, unisex, juvenil, niño, tercera edad y medidas especiales.

Medidas de las monturas

Conocer los sistemas normalizados de medida de las monturas resultará imprescindible teniendo en cuenta que en ellas deberán montarse dos lentes para un usuario concreto, con unas medidas faciales determinadas, que deben estar en consonancia con las dimensiones de la montura.

Existen, tanto a escala local como internacional, unas normas que facilitan la relación entre diseñadores, fabricantes y profesionales. La normalización en este campo está reflejada en la norma UNE-EN-ISO 8624:1996 «Óptica e instrumentos de óptica. Óptica Oftálmica. Sistema de medida de monturas de gafas», de aplicación internacional. Hace referencia a los componentes y a su denominación y prevé la unificación de las medidas.

Formas combinadas de monturas, basadas en los tipos básicos y complementarios

Uno de los criterios de elección de monturas es el estético, según el cual hay que escoger la montura que favorezca la morfología facial del usuario. Para establecer una relación entre la tipología d monturas y del rostro se debe saber en qué medida los elementos caraterísticos de una y otra coinciden o contrastan. Dependerá en todo momento de la voluntad de acentuar o minimizar una apariencia determinada. Se trata de una elección subjetiva y normalmente los tipos destacado tienen características exageradas de manera que, como regla general, se deberá establecer la relación mediante el contraste, para minimizar una apariencia indeseada, y mediante el equilibrio o la correspondencia, para acentuar una apariencia interesante. Incluso se recurre a acentuar un aspecto para eliminar el de otra característica poco interesante.

En este sentido, como breve guía para la elección, se puede decir que la repetición de una línea del rostro en la montura, acentúa dicho rasgo. Así pues, a los rostros redondos convendrá adaptar monturas poco circulares, y a los cuadrados poco rectangulares. Según los colores, exagerados o suaves, también puede crearse contraste o armonía en un rostro.

De la misma manera, y considerando los componentes de las monturas, pueden conseguirse diferentes combinaciones y efectos al relacionarlos con los rasgos faciales. Es importante tener en cuenta cómo los diferentes tipos de puente, ya sean de llave o anatómicos, propician un alargamiento o acortamiento de la apariencia de la nariz, o una composición a base de líneas muy contundentes y con continuidad, acentúan líneas de verticalidad u horizontalidad en el rostro, alargándolo o endureciéndolo, según sea el tipo al que se aplica. De igual forma, las varillas estrechas alargan el perfil de la cara, mientras que las gruesas producen el efecto contrario, acortando el aspecto lateral de un rostro en caso que se requiera.

En cualquier caso, de la misma manera que los tipos faciales no surgen de unos elementos fijos, sino que resultan de múltiples combinaciones, al colocar sobre ellos una montura, los resultados estéticos son también muy diversos.

La práctica profesional es la que ayuda a crear los criterios personales de elección de la montura adecuada, que son siempre subjetivos y difíciles de sintetizar. Además, siempre debe escucharse el criterio personal del usuario que es quien, en definitiva, debe utilizar la montura.

Diseño y moda
A lo largo de todo el siglo XX se han mantenido con pocas variaciones los componentes del diseño de las monturas, centrándose en dos aspectos, la evolución progresiva del diseño industrial con la renovación constante de formas, y la aparición, durante la segunda mitad del siglo, de un proceso cíclico de recuperación de viejos estilos, con la reutilización de las formas generadas durante la primera mitad de siglo.

En los últimos años el factor más importante en la evolución del diseño de las monturas es el incremento progresivo del uso de las gafas mas allá de la función correctora, adoptando un papel destacado como imagen y reflejo de la personalidad. Es amplio el uso del diseño y las formas como soporte de mensajes entre grupos sociales.

Las monturas son aceptadas como algo más que solución a un defecto visual y se constituyen en elemento decorativo, reflejo de categoría social o complemento de la personalidad. En este aspecto podemos recordar todo el mundo de las marcas alrededor de los productos de diseño, como valor añadido en el momento de su elección.

Actualmente se aprecia un incremento en la utilización de las monturas metálicas por la aparición de nuevos materiales que permiten muchos detalles decorativos que hasta hace pocos años dominaban los materiales de plástico. También se aprecia una mayor demanda de productos con valor de diseño y de prestaciones técnicas, y un acercamiento de las formas entre las monturas para hombres y para mujeres con el estilo unisex.

En la actualidad no se concibe una montura que sólo cumpla los aspectos funcional y técnico, como soporte de unas lentes correctoras, sino que cada vez se tiene más en consideración su uso bajo la perspectiva del diseño y de la moda. Como elemento regido por criterios de estética, no sólo corrector sino también decorativo y complemento de la imagen.

El ajuste apropiado

Las monturas no deben ser ni demasiado grandes ni demasiado pequeñas, la libertad de movimiento no debe quedar limitada por las gafas. El tamaño de las gafas depende del tamaño de las órbitas de los ojos y de la distancia entre los mismos. Asimismo, es importante que las gafas no se asienten en las mejillas ni produzcan marcas de presión o molestias. Además, no deben ser más altas que las cejas ni más anchas que la cara.

En general, cuánto más pequeñas sean las monturas, menos van a molestar. Al mismo tiempo, las lentes deben ser lo suficientemente grandes para que s pueda ver cómodamente en todas las direcciones. Y la parte central de las gafas debe ajustarse a la parte central de las pupilas. Los pequeños errores de ajuste debilitan el rendimiento de las lentes graduadas de forma significativa. Los métodos convencionales de ajuste de las lentes producen la pérdida del 40% o más de la eficacia óptica de las lentes.

TEMA 7

LAS LENTES DE CONTACTO

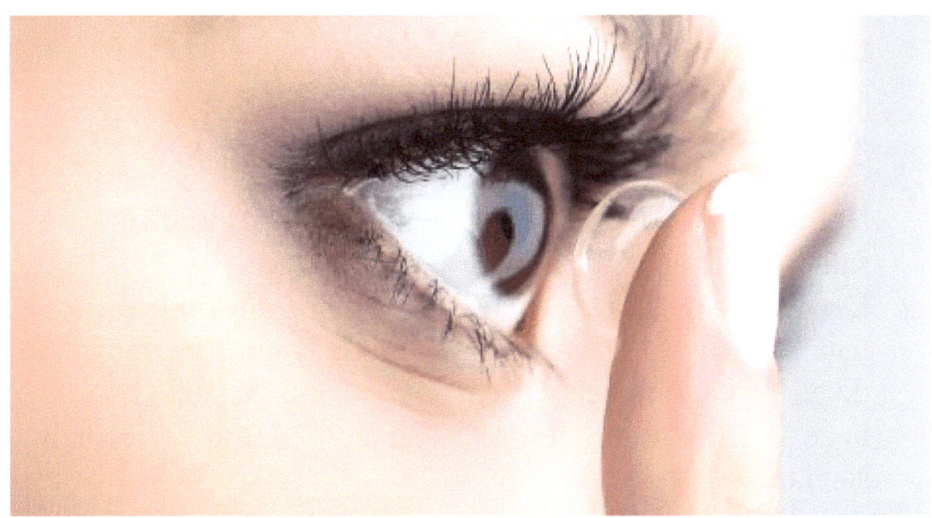

Las lentes de contacto (también conocidas como lentillas) son unas lentes correctoras o cosméticas que se ponen en el ojo, concretamente sobre la capa lagrimal que lubrica la córnea. Estas lentes son un producto sanitario y deben cumplir todos sus requisitos. Las lentes de contacto pueden compensar la miopía, hipermetropía, astigmatismo y presbicia.

Además de la estética tienen otras ventajas:
- ✓ Es la opción más cómoda para las personas que practican deportes.
- ✓ Mejoran la visión periférica.
- ✓ No cambian el tamaño de la imagen, por lo que mejora la binocularidad en los pacientes que tienen una diferencia de graduación entre un ojo y otro (anisometropia).
- ✓ Permiten tener una buena agudeza visual en los pacientes que tienen irregularidades corneales y no mejoran con la prescripción en gafas (queratoconos, post-cirugía refractiva...).

Materiales para lentes de contacto
La primera opción al considerar el uso de lentes de contacto es qué material será más conveniente para las necesidades del usuario. Existen cinco tipos de lentes de contacto, según el tipo de material con el que están fabricados. Son los siguientes:
- ✓

- ✓ Las **lentes blandas** están fabricadas de plásticos tipo gel con contenido de agua, llamado hidrogel. Estas lentes son muy delgadas y maleables y se amoldan a la superficie anterior del ojo. Se introdujeron al mercado a principios de los setenta y lograron que el uso de las lentes de contacto se difundiera mucho más, porque en general estas lentes ofrecen una comodidad inmediata. La única alternativa en esa época eran las lentes de contacto duras fabricadas de plástico PMMA Generalmente, se tardaba semanas en adaptarse a este tipo de lentillas y muchas personas no lograban usarlos satisfactoriamente.
- ✓ Las **lentes de hidrogel de silicona** son un tipo avanzado de lentes de contacto blandas que son más porosas que las lentes de hidrogel comunes y permiten que aún más oxígeno llegue a la córnea. Se introdujeron al mercado en 2002, y actualmente son las más populares
- ✓ .Las **lentes permeables a los gases** (también llamadas lentes GP o RGP) son lentes rígidas que se ven y se sienten como los lentes PMMA pero son porosos y permiten el paso de oxígeno a través de ellas. Debido a que son permeables al oxígeno, las lentes GP pueden adaptarse más cerca del ojo que las lentes PMMA, lo que proporciona más comodidad que las lentes duras convencionales. Desde su introducción en 1978, los este tipo de lentes básicamente han reemplazado a las lentes de contacto PMMA, que no son porosas.

Las lentes de contacto GP suelen ofrecer una visión más nítida que las lentes blandas y las de hidrogel de silicona, especialmente si se tiene astigmatismo. Generalmente, los ojos tardan algún tiempo en ajustarse a las lentes permeables a los gases al comenzarlas a usar, pero después de este período de adaptación inicial, la mayoría de las personas consideran que las lentes GP son tan cómodas como los de hidrogel.

- ✓ Las **lentes de contacto híbridas** están diseñadas para proporcionar un uso cómodo que compite con las lentes blandas o de hidrogel de silicona, en combinación con la visión excepcionalmente transparente de las lentes permeables a los gases. Las lentes híbridas tienen una zona central rígida permeable a los gases, rodeada por una "falda" de material de hidrogel o de hidrogel de silicona. A pesar de estas características, solamente un pequeño porcentaje de personas

usan lentes de contacto híbridas, porque es más difícil adaptarse a ellas y porque son más caras de reemplazar que las lentes blandas y de hidrogel de silicona.
- ✓ Las **lentes PMMA** están confeccionadas con un material rígido y transparente llamado metacrilato de polimetilo (PMMA, por sus siglas en inglés), que también se utiliza como sustituto del vidrio inquebrantable en ventanas. Las lentes PMMA tienen una óptica excelente, pero no transmiten oxígeno a los ojos y adaptarse a ellas puede ser difícil. Estas "lentes duras" (ahora, anticuadas) prácticamente han sido reemplazadas por los lentes GP y hoy en día rara vez se prescriben.

Tiempo de uso de las lentes de contacto
Hasta 1979 todas las personas que usaban lentes de contacto se las quitaban y las limpiaban todas las noches. La introducción del "uso prolongado" permitió que los usuarios pudieran dormir con las lentes puestas. Ahora, dos tipos de lentes son clasificadas de acuerdo con el tiempo de uso:
- **Uso diario:** deben extraerse en la noche.
- **Uso prolongado:** pueden usarse durante la noche, habitualmente por un período de siete días consecutivos sin extraerlas

"Uso continuo" es un término que de vez en cuando se utiliza para describir 30 noches consecutivas de uso de las lentes, el tiempo máximo de uso aprobado por la FDA para determinadas marcas de lentes de uso prolongado.

Cuándo reemplazar las lentes de contacto
Aun bajo cuidados adecuados, las lentes de contacto (especialmente las blandas) deben reemplazarse con frecuencia para evitar la formación de depósitos y contaminación en ellas, lo que aumentan el riesgo de infecciones oculares.

Frecuencia de reemplazo de las lentes
- **Lentes desechables diarios:** descartar después de un solo día de uso.
- **Lentes desechables:** descartar cada dos semanas, o menos.
- **Lentes de reemplazo frecuente:** dscartar en forma mensual o trimestral.
-

- **Lentes tradicionales (reusables): d**escartar cada seis meses o más.

Las lentes permeables a los gases son más resistentes a los depósitos y no necesitan ser descartadas con la frecuencia de las lentes blandas. Habitualmente, las lentes GP pueden durar un año o más antes de que deban ser reemplazadas.

Diseños para lentes de contacto
- Las lentes de contacto **esféricas** tienen el mismo poder de lente en toda la parte óptica del lente para corregir la miopía (visión de cerca) o hipermetropía (visión de lejos).
- Las lentes de contacto blandas **tóricos** tienen diferentes poderes en los distintos meridianos de la lente para corregir astigmatismo, así como miopía o hipermetropía.
- Las lentes de contacto **multifocales** (incluso los lentes de contacto bifocales) contienen diferentes zonas para la visión de cerca y de lejos, para corregir la presbicia, así como la miopía o la hipermetropía. Algunas lentes multifocales pueden también corregir el astigmatismo.
- Las lentes de contacto estéticas incluyen colores diseñados para cambiar o intensificar el color de los ojos. Las lentes para efectos teatrales y otras lentes de contacto de efectos especiales también son consideradas lentes cosmeticas.

Todas estas lentes pueden ser personalizadas para atender a aquellos ojos con dificultades para adaptarse. También es posible adquirir otros diseños de lentes, como las lentes fabricadas para ser usadas en situaciones especiales, por ejemplo, la corrección del queratocono.

El queratocono es una afección ocular progresiva por la que la córnea normalmente circular, se afina y comienza a abultarse adoptando una forma de cono. Esta forma de cono desvía la luz que ingresa en el ojo en su trayectoria hacia la retina, sensible a la luz, lo que ocasiona una distorsión en la visión. El queratocono puede aparecer en uno o en ambos ojos y habitualmente comienza en la adolescencia o a principio de los veinte años.

Otras lentes de contacto
Lentes de contacto bifocales para el astigmatismo. Se trata de lentes blandas avanzadas que corrigen tanto la presbicia como el

astigmatismo, de manera que se puede evitar el uso de gafas después de los 40 años, aun si tiene astigmatismo.

Lentes de contacto para ojos secos. Algunas lentes de contacto blandas están fabricadas especialmente para reducir el riesgo de síntomas de ojo seco relacionados con este tipo de lentes.
El síndrome del ojo seco es un problema frecuente, ya sea entre los usuarios de lentes de contacto, como entre quienes no las usan. Pero los síntomas de ojos secos pueden ser más pronunciados si se usa lentes de contacto y las mismas comienzan también a resecarse.

Afortunadamente, existen soluciones eficaces para los problemas de ojo seco relacionados a los lentes de contacto. Si se sufre de síntomas de ojo seco al usar lentes de contacto tales como ojos rojos, irritados o con sensación de aspereza, cambiar a un tipo nuevo de lente o de producto para su cuidado puede brindar más comodidad a sus ojos.

Lentes de colores. Muchos de los tipos de lentes antes descritos también vienen en colores que pueden realzar el color natural de los ojos; es decir, hacer que los ojos verdes sean más verdes, por ejemplo. Otros lentes de colores pueden cambiar por completo el color de los ojos, como por ejemplo de marrón a azul.

Lentes de efectos especiales. También llamadas teatrales, para disfraces u otros, las lentes de contacto de efectos especiales dan un nuevo aspecto para que quien las lleva se vea como un gato, un vampiro, o cualquier otro personaje que desee.

Lentes prostéticos. Las lentes de contacto de colores pueden también ser usados con fines orientados hacia el aspecto médico. Las lentes blandas opacas llamadas lentes de contacto prostéticas pueden ser diseñadas en forma personalizada para un ojo que haya sido desfigurado por una lesión o una enfermedad, para disimular la desfiguración y que su apariencia coincida con la del otro ojo no afectado.

Lentes personalizadas. Si las lentes de contacto convencionales no se adaptan a una persona, es posible que sea candidata para las lentes de contacto personalizadas que se fabrican por pedido para la forma ocular individual y las necesidades visuales.

Lentes con bloqueo de rayos UV. Algunas lentes de contacto blandas ayudan a proteger los ojos de los rayos ultravioletas del sol, que pueden causar cataratas y otros problemas oculares. Pero debido a que las lentes de contacto no cubren todo el ojo, de todas formas se debe usar gafas de sol con bloqueo UV para protegerse mejor del sol en áreas abiertas.

Lentes esclerales. Las lentes permeables a los gases de diámetro grande llamadas lentes esclerales están especialmente diseñadas para tratar el queratocono y otras irregularidades corneales.

Lentes de contacto para el control de la miopía. Se están desarrollando lentes de contacto especiales para detener o disminuir la progresión de la miopía en los niños.

¿Qué lente de contacto es la más correcta?

Primeramente, las lentes deben abordar el problema que hace que se tenga que usar lentes. Las lentes de contacto deben proporcionar una buena visión mediante la corrección de la miopía, hipermetropía, astigmatismo, o cualquier combinación de estos problemas de visión.

En segundo lugar, la lente debe adaptarse al ojo. Para ello, las lentes vienen en decenas de miles de combinaciones de diámetro y curvatura.

En tercer lugar, tal vez se tenga otra necesidad médica que influya en la elección de las lentes.

Uso y cuidados de las lentes de contacto

El cuidado de las lentes (limpieza, desinfección y almacenamiento) es mucho más fácil de lo que solía ser. Hace algunos años, se necesitaba varios frascos de productos de limpieza, y quizás tabletas de enzimas, para un cuidado correcto. En la actualidad, la mayoría de las personas pueden usar soluciones "multipropósito", lo que significa que un solo producto limpia, desinfecta, y es usado para el almacenamiento.

Es posible que las personas sensibles a los conservantes de las soluciones multipropósito necesiten sistemas sin esos conservantes, tales como los que contienen peróxido de hidrógeno. Estos funcionan en forma excelente para la limpieza de las lentes de contacto, pero es muy importante respetar las indicaciones de uso. La solución no puede entrar en contacto con los ojos hasta que la impregnación esté completa y la solución se haya neutralizado. Por supuesto, se puede evitar completamente el cuidado de las lentes usando lentes de contacto de remplazo diario.

Problemas con lentes de contacto
Actualmente, se dispone de más opciones de lentes de contacto que nunca, lo que ofrece comodidad, buena visión y ojos saludables. Si los ojos o las lentes se sienten incómodos o no se ve bien, hay que quitarlas para investigar las soluciones disponibles para la incomodidad con lentes de contacto.

Proceso de fabricación de las lentes de contacto
A diferencia de la fabricación para lentes oftálmicas, las lentes de contacto cuentan con un proceso, que se basa en tres formas: centrifugado, moldeado y torneado, técnicas necesarias para mantener la toricidad y propiedades de los polímeros.

Centrifugado
Consiste en la inyección de los monómeros del material en el molde cóncavo que está acoplado a un eje de manera que al hacerlo girar se consigue la polimerización del material. Dependiendo de la velocidad de giro, de la forma y perfil del molde y la cantidad de material se consigue las variaciones de potencia, radio y diferencias de las lentes de contacto. Este método también se denomina *spin-cast* y fue el primero utilizado para la fabricación de lentes hidrofílicas. Las características fundamentales de las lentes centrifugadas son unas superficies muy lisas, curvas internas asféricas y bordes muy finos con una gran reproducibilidad.

Moldeado
Permite fabricar lentes hidrofílicas y básicamente consiste en la inyección del polímero en el interior de un molde cóncavo y por presión con un molde convexo se consigue la lente con los parámetros correspondientes a la diferencia entre ambos moldes. Las características de lqs lentes moldeados con similares a los lentes centrifugados.

Proceso
1. En una máquina se inyecta el acrílico líquido en moldes y pasan por la luz ultravioleta.

2. Se sumerge el lente en agua y así se hace más permeable al oxígeno.
3. Se inspecciona con un comparador y después se empaquetan.

Torneado

Permite fabricar lentes permeables al gas y lentes hidrofílicas, consiste en cortar un taco de material que se fija en un útil con cera de manera que con un torno de precisión se tallan los parámetros de las lentes en el material con ayuda de un útil de diamante, Ofrece una mayor precisión y una gama de posibilidades de fabricación más amplia. Una vez tallado es necesario realizar una serie de retoques y pulidos para que las superficies de la lente queden perfectamente lisas. En el caso de lentes permeables el proceso de fabricación habría concluido mientras que en el caso de la lente hidrofílica es preciso hidratarlo.

Este proceso permite obtener lentes de mayor calidad óptica con mejores terminados de bordes. Sin embargo, es un sistema de fabricación más laborioso, costoso, con menor reproductividad ya que solo dependerá del calibrado del torno viéndose influido por la experiencia del técnico y otros factores.

Proceso
- El disco de hidrogel pasa por un torno digital que gira a 6 mil rpm para moldear la superficie interna que toca la córnea.
- El pulido se hace con pasta abrasiva muy fina.
- El calibrador de espesor es de 12.30 a 12.33 mm.
- Se moldea de una parte externa de la lente con cera fría.
- Se tornea para adelgazar el espesor de la lente.
- El pulido con máquina es utilizado con una pasta abrasiva y aceite (60 segundos).
- Se realiza el pulido manual de los bordes de la lente.
- Se hidrata en una solución salina (24 horas).
- Se inspecciona por topógrafo óptico y focometría frontal.
- Se realiza la limpieza y guardado en depósitos bien sellados de solución salina.
- Se esterilizan a 121°C, por 90 minutos.

TEMA 8

ELESTABLECIMIENTO DE OPTICA

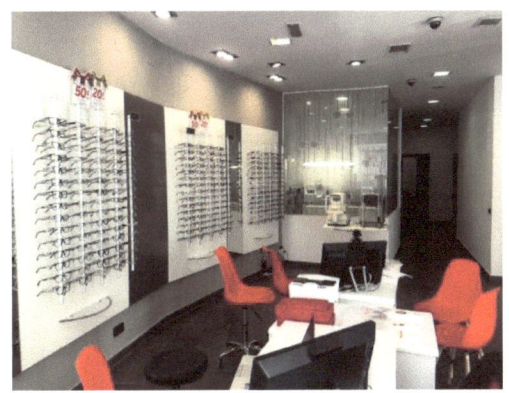

Descripción
Es un establecimiento sanitario donde, bajo la dirección técnica de un diplomado en Óptica y Optometría, se realizan todas o algunas de las siguientes actividades:
- ✓ Evaluación de capacidades visuales mediante técnicas optométrícas.
- ✓ Tallado, montaje, adaptación, suministro, venta, verificación y control de los medios adecuados para la prevención, detención, protección, mejora de la agudeza visual.
- ✓ Ayudas en baja visión.
- ✓ Adaptación de prótesis oculares externas
- ✓ Aquellas para las cuales estén capacitados los diplomados en Óptica y Optometría por su titulación.

Sistema de garantía de calidad.
Los establecimientos de óptica cuentan con un Sistema de Garantías de Calidad El Sistema de Garantía de Calidad constituye un concepto muy amplio que se refiere a aquellos aspectos que influyen en la calidad de todas aquellas actividades que se realizan en los establecimientos de óptica.

Debe estar diseñado globalmente como un sistema documentado en el que se asegure que:
- Existe personal cualificado y recobre formación continuada.
-

- El local es adecuado y se mantiene en correctas condiciones higiénico -sanitarias.
- Dispone de utillaje mínimo en perfectas condiciones y calibrado según las especificaciones técnicas.
- Las actividades se realizan siguiendo instrucciones y procedimientos escritos y siempre de acuerdo con la correcta praxis profesional y sanitaria según los conocimientos de la ciencia en cada momento.
- Solamente se venden y adaptan productos sanitarios, de acuerdo con lo establecido en el Real Decreto 414/1996, de 1 de Marzo, por el que se regulan los productos sanitarios.
- La documentación técnica de los productos que se utilicen, adapten y dispensen en la óptica, se mantiene y custodia garantizando la legitimidad y la trazabilidad de los mismos.
- Se informa al paciente para el buen uso del producto del producto que se le dispensa.
- Se evalúan las incidencias que se detecten y, en su caso, se comunican a las autoridades sanitarias en el contexto del sistema de vigilancia.
- Se retiran del establecimiento, de forma eficaz, aquellos productos que se vean afectados por una alerta sanitaria.

Dirección técnica

Todas las ópticas deberán contar con una persona que ejerza la Dirección técnica, siendo obligatoria su presencia y actuación durante todo el horario de atención al público y cuando se lleven a cabo todas o algunas de las actividades propias.

La Dirección Técnica no podrá simultanear su actividad profesionalmente en más de un establecimiento sanitario, excepto en aquellos que estén en la misma ubicación física. En ausencias provisionales del Director Técnico o Directora Técnica, debe ser sustituido por otro profesional que disponga del título de diplomado Universitario en Óptica.

La persona que ejerza esta función debe llevar un distintivo en su indumentaria que lo identifique con nombre, apellidos y categoría profesional así como el resto del personal.

Funciones de la Dirección Técnica

- Ejercer la dirección técnica de todas aquellas actividades que se lleven a cabo en un establecimiento de óptica.
- Mantenimiento del Sistema de garantía de calidad documentado que implique una buena práctica en el ejercicio de las actividades
- Colaborar con las autoridades sanitarias y actuar de interlocutor con las mismas.

Locales e instalaciones

Los locales destinados a establecimientos de óptica, están separados físicamente de cualquier tipo de actividad que no sea propia de un establecimiento sanitario y cuentan, en función de las actividades que realicen con las siguientes zonas:
- Zona de atención al público, que deberá estar diferenciada y podrá ser común siempre y cuando permita una atención personalizada y sean de la misma titularidad.
- Zona o gabinete optométrico, para el desarrollo de las funciones de optometría y contactología. Deberá estar separada físicamente del resto de las áreas y contar con un lavamanos de uso no manual con dosificador de jabón líquido y toallas de un solo uso o aire caliente, siendo diferente del ubicado en los aseos.
- Zona de tallado o montaje, caso de ser necesaria, debiendo estar separada físicamente del resto.
- Zona de almacenamiento o conservación de productos, que podrá ser común a la de cualquier otro establecimiento sanitario.

Condiciones higiénico-sanitarias
- Todas las superficies, paredes, suelos y techos deben ser de material lavable y mantenerse en perfecto estado de limpieza y conservación.
- La iluminación será la adecuada para el desarrollo de la actividad.
- Las condiciones de humedad y temperatura serán las adecuadas para la perfecta conservación de los productos que se manejan y dispensan en el establecimiento.
- En el acceso principal del establecimiento de óptica debe existir un rotulo en el que figure con caracteres visibles "óptica"
-

- Además en el interior deberá exhibirse la información de que cuenta con la preceptiva autorización sanitaria y su número de registro.

Utillaje mínimo
Todo el utillaje debe estar calibrado y conservado según sus especificaciones técnicas.

En la zona o gabinete optométrico, caso de ser necesario, deben disponer como mínimo de:
- Foroptero o monturas de prueba con sus cajas de pruebas con prismáticos y cilindros cruzados.
- Optotipo con test de Doucron.
- Refractómetro o Retinoscopio (Esquioscopia).
- Frontofocometro.
- Pupilometro \ Interpupilometro
- Ventilete de aire caliente u orno de arena.

Si se trabajan lentes de contacto además deberán contar con:
- Oftalmometro / Querantometro.
- Lámpara de hendidura / Biomicroscopio.
- Luz de Word.
- Caja de pruebas de lentes de contacto.

Cuando exista zona de tallado y montaje, la misma debe disponer como mínimo de:
- Biselador
- Ventilete de aire caliente u horno de arena.
- Centrador
- Frontofocometro.
- Banco de taller equipado con material necesario.

Cuando existan a la vez gabinete optométrico y zona de taller solo será necesario contar con un ventilete de aire caliente u horno de arena y un frontofocómetro.

Procedimiento de trabajo
Los establecimientos de óptica, dentro de su Sistema de Garantía de Calidad cuentan con procedimientos escritos que describan las actividades más significativas y que como mínimo son los siguientes.

- Higiene del personal.
- Gestión (adquisición, recepción, almacenamiento y registro) de productos sanitarios y materiales.
- Limpieza de los locales.
- Limpieza, mantenimiento y calibración en su caso del utillaje y equipamiento.
- Limpieza y conservación de productos sanitarios que lo requieran.
- Montaje y/o adaptación, verificación y control de los distintos productos sanitarios.
- Evaluación de las capacidades visuales.
- Sistemas de tratamiento de incidencias.
- Sistemas de archivo documental.
- Plan de emergencia o de retirada de productos sanitarios.
- Otros que sean necesarios para la actividad.

Registro de evaluaciones de la capacidad visual y de prescripciones ópticas

El Registro de evaluaciones de la capacidad visual y prescripciones ópticas lo gestionara directamente la Dirección Técnica.

Este registro incluirá los siguientes datos:
- ✓ Nombre del paciente
- ✓ Prescripciones ópticas, fechas y nombre del oftalmólogo u óptico que realiza la prescripción óptica.
- ✓ Resultados de la medida de las capacidades visuales iniciales y posteriores y fechas y nombre de quien las realiza.

La gestión de este Registro se llevara a cabo en soporte papel o informático verificando y certificando por el Colegio Nacional de Ópticos. Si la gestión es en soporte informático será necesario verificar y certificar que asegura la integridad, exactitud, fiabilidad y consistencia de los datos.

TEMA 9

EL/LA AUXILIAR DE ÓPTICA

Descripción

El auxiliar o la auxiliar de óptica es la persona que se encarga de vender y ofrecer un asesoramiento técnico especializado de productos relacionados con la óptica. Habitualmente se venden productos como monturas, lentes, lentes de contacto, gafas de sol, complementos, productos para el cuidado de los ojos y, ocasionalmente, también instrumentos ópticos y productos relacionados con la audición.

El/la vendedor/a técnico/a de óptica vela por la salud visual de su clientela y, en el caso de ser diplomado/a en Óptica y Optometría, realiza acciones de terapia visual, tales como revisiones y graduaciones. Cada día es más frecuente que desarrolle también tareas de asesoramiento estético. Habitualmente, este perfil profesional depende del o la responsable de tienda.

Tareas
- Recibe y atiende de manera inmediata a la clientela que se dirige a la tienda.
- Identifica las necesidades de su clientela realizando las preguntas que sean necesarias para precisar en la medida de lo posible los productos que solicitan.
- Asesora y aconseja a la clientela, tanto a nivel de corrección visual como a nivel estético.
- Prepara presupuestos sobre productos y servicios (reparaciones, garantías, etc.).
- Empaqueta los productos vendidos.
- Gestiona las existencias de productos y transmite a los proveedores los pedidos de productos solicitados por su clientela.
- Puede asumir la función de encargado/a en ausencia de esta figura.
- En algunas empresas, también participa en la elección de los productos que se compran.

Los auxiliares de óptica tienen que saber, entre otras cosas, aconsejar la montura más adecuada dependiendo del estilo de vida y fisonomía del paciente, medir la distancia interpupilar y la altura a la que se tiene que montar el progresivo, así como entender la política de precios del establecimiento. Esto último quizá no sea tan fácil, pero es factible, especialmente si se desarrolla un protocolo que les guíe.

Su perfil
El perfil del vendedor de la óptica mayorista y de las tiendas en general, debe describirse en base a tres puntos:
- Los conocimientos que debe poseer para poder prestar un servicio superior a los clientes.
- Las habilidades comerciales y de servicio que le deben aportar para que su gestión supere las expectativas del consumidor.
- La actitud positiva y optimista que siempre deberá transmitir a su entorno para generar un ambiente favorable para el servicio y las ventas.

Conocimiento actualizado
Un vendedor de óptica debe siempre contar con un conocimiento actualizado sobre su empresa, los consumidores a los cuales se dirige, y los productos que ofrece.

Nada más apropiado para un cliente y visitante a la óptica que encontrarse con un representante de servicio que no solo está dispuesto a atenderle sino que está lo suficientemente preparado para asesorarle y brindarle soluciones a sus necesidades.

Por ejemplo, si necesita unas monturas que sean resistentes a las condiciones inhóspitas del deporte que practica, el ideal es que el vendedor de la óptica le pueda hablar con propiedad al respecto, mostrarle los productos más adecuados y resistentes, darle alternativas para que el cliente pueda seleccionar con toda confianza y garantía.

Ser un gran observador y tener los sentidos alerta
Los sentidos en el vendedor son muy importantes para permitirle intuir un problema, una necesidad, cuando acercarse a apoyar al visitante de la óptica, hasta donde aconsejar y cuando permitirle un espacio para que la misma persona tome su propia decisión.

Ser un gran observador es una cualidad que le permite al vendedor de la óptica, percibir lo que necesita el cliente, el tipo de servicio que prefiere, y la manera que desea ser abordado. No todos los clientes son iguales, algunos son más o menos tímidos, más o menos abiertos a la novedad, más o menos empoderados para tomar las decisiones en ese preciso momento. La observación facilita al vendedor, descubrir las oportunidades de servicio y de negocio.

Actitud de servicio

La actitud de servicio es como una semilla que sembrada en un terreno fértil permitirá dar unos frutos maravillosos. Sin actitud de servicio, no valdrán los conocimientos porque éstos se malgastarán ya que el cliente los sentirá falsos y sin sentido.

En cambio, si el representante de la óptica siente verdaderamente que se debe brindar al servicio de sus clientes y visitantes, entonces este sentimiento lo trasmitirá a su entorno, para generar un ambiente agradable y sincero para hacer negocios.

Compromiso con sus promesas

Una persona comprometida con sus causas, entregada a su negocio, sintiéndose participe de su desarrollo, consciente que los clientes son su razón de ser y existir, que entiende que su palabra y sus compromisos son sello de garantía, porque velará por cumplirlos sin descanso, y si algo se sale de las manos y de su control, lo comunicará oportunamente y buscará remediar el contratiempo.

El compromiso es el primer signo de la responsabilidad, la cual todo vendedor de la óptica debe poseer dentro de sus valores y filosofía de trabajo.

Irradiar entusiasmo

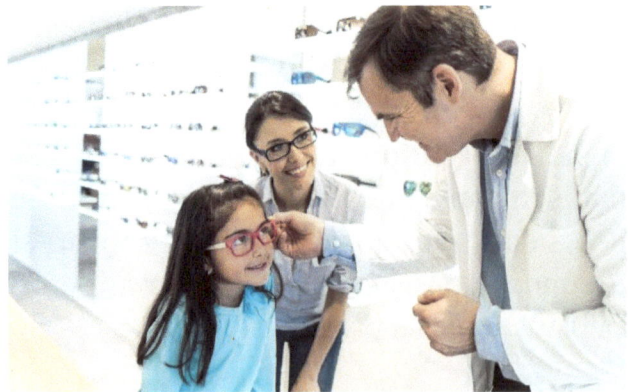

Nadie desea acercarse a una persona odiosa y antipática, sin esperanza ni optimismo. Por ello, el vendedor debe tener un entusiasmo a flor de piel, que sea real y se irradie por todo el lugar. Con ello, las personas desearán estar en su compañía y le escucharan sus consejos y recomendaciones. La alegría se contagia y produce beneficios, y son las emociones preferidas por los visitantes de las tiendas y el comercio. La alegría y el entusiasmo incitan y motivan, provocan ganas de vivir y de lograr cosas. Si un cliente se encuentra con un vendedor alegre y optimista, seguro que tendrá más probabilidades de comprarle.

TEMA 10

LAS TÉCNICAS DE VENTA

*"Vender es saber detectar
necesidades y motivaciones
de un cliente para ofrecerle
un servicio excelente."*

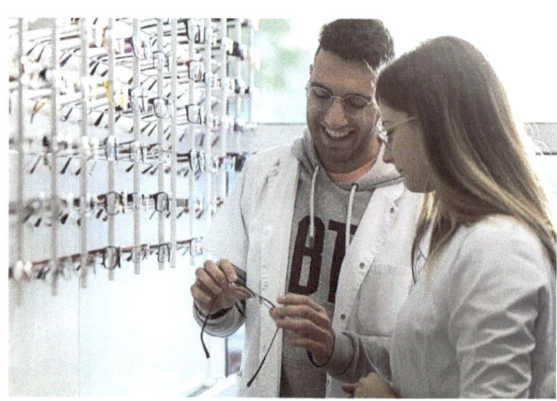

Muchas veces se ha oído que vender es saber detectar y cubrir las **necesidades** de un cliente. Sin embargo, el mercado y la manera de relacionarse entre las empresas y sus clientes han sufrido una gran transformación.

En primer lugar debemos redefinir el término "vender". Hoy en día vender está más relacionado con detectar **motivaciones**, cubrir hábitos de consumo y crear **experiencias** agradables al cliente. Los productos y servicios de una óptica no solo tienen un componente sanitario, sino también de imagen y moda.

Se consigue ser un buen vendedor o vendedora si se entiende por vender el saber detectar las necesidades y las motivaciones de un cliente/paciente para poder argumentarle cuál es el mejor producto para conseguir su satisfacción. Estas motivaciones, la manera en la que los clientes reciben la información y los hábitos de consumo cambian de forma cada vez más acelerada. Por eso, debemos intentar adelantarnos o, al menos, estar atentos y preparados para estos cambios. Las técnicas de venta y el entrenamiento ayudan a despachar menos y vender mejor.

El entrenamiento de ventas
Con frecuencia hemos oído discutir sobre si el vendedor nace o se hace. No obstante, la misma disyuntiva puede plantearse con respecto al atleta o al actor. Lo cierto es que hay personas con más aptitudes

para vender, mayor poder de observación y mejor capacidad de argumentación, pero todo esto se puede entrenar y mejorar.

Todos los grandes atletas lo han sido gracias a su perseverancia y trabajo constante, es decir, a su entrenamiento. Con las ventas ocurre algo parecido: una persona puede ser más hábil que otra, pero, si quiere llegar a ser un verdadero vendedor, debe conocer muy bien la técnica, las fases y los procesos y, por supuesto, entrenar cada uno de estos aspectos. ¿Podemos imaginarnos a un deportista que solo compita, que no dedique tiempo a entrenar?

Normalmente, el entrenamiento ocupa como mínimo un 90% de su tiempo y la competición supone menos del 10%. ¿Cuánto dedican los vendedores en desarrollar sus técnicas de venta? Probablemente un 99% de su jornada están directamente compitiendo (vendiendo). Si dedicaran una pequeña parte a formarse en técnicas de venta y su entrenamiento, los resultados y calidad de venta mejorarían ostensiblemente.

Poder "estructurar" la venta en sus diferentes fases, y conocer cada una de ellas, es fundamental para poder evolucionar. Si se consigue hacer un mapa mental con las distintas partes de la venta, podremos ser conscientes de qué puntos debemos trabajar y entrenar con más ahínco.

En un mismo equipo de baloncesto, por ejemplo, cada jugador es consciente de qué tiene que perfeccionar: para unos será el dominio y bote del balón, para otros el tiro, el pase, el rebote, etc. De la misma forma, un vendedor debe saber en cada momento qué aspecto debe ejercitar y mejorar.

Estructura del proceso de venta
La estructura del proceso de venta sería aplicable, con pequeñas variaciones marcadas por el producto y/o servicio, a cualquier venta al por menor. Si pensamos en las fases por las que pasa un cliente en una compra, desde que entra en un establecimiento hasta que lo abandona, podríamos dividir la venta de la siguiente manera:
- Recepción.
- Sondeo.
- Argumentación.
- Tratamiento de objeciones.

- Cierre de venta.
- Entrega y fidelización.

Analicemos cada una de estas fases

Recepción, el primer contacto con el cliente
Todos conocemos la expresión "la primera impresión es la que cuenta". Tal vez no debamos tomarla al pie de la letra, pero sí es cierto que resulta muy importante y puede marcar el resto del proceso. Si un cliente está cómodo con su óptico-optometrista desde el primer instante, todo será más fácil. Si en la recepción del cliente algo no funciona correctamente, este puede estar a la defensiva y la venta puede resultar más complicada.

El aspecto de la óptica, su decoración, limpieza y orden pueden condicionar al cliente creándole unas expectativas del servicio que va a recibir. En nuestra mano está intentar superar esas expectativas y sorprenderle gratamente como un primer paso para conseguir un servicio excelente que le fidelice y no olvide fácilmente.

En esta recepción del cliente es muy importante lo que decimos, cómo lo decimos y lo que expresamos con nuestro cuerpo y actitud. Debemos trabajar las técnicas de **lenguaje corporal**: cómo mantener la distancia física o zona de confort adecuada, nuestra mirada, nuestra sonrisa sincera, cómo saludamos, etc.

Cualquier formación de ventas debe aportar el conocimiento de aquellos gestos que pueden transmitir inconscientemente confianza, desconfianza, agresividad, empatía, sinceridad, etc. Conocerlos y dominarlos nos dará una gran ventaja para tener el control en todo momento. Por esta razón, en toda formación comercial debemos prestar especial atención a las técnicas de lenguaje corporal.

En cuanto a lo que decimos, también tendríamos que conocer y trabajar todas las **técnicas orales** y de escucha activa: cómo saludar, cómo "usar" el nombre del cliente, la manera de adaptar nuestro lenguaje a cada individuo en concreto, cómo utilizar los mensajes cortos y claros, o qué expresiones son más adecuadas en cada momento. Y todo ello con el tono y energía adecuados.

El objetivo de esta primera fase será hacer sentir cómodo al cliente, romper la barrera inicial y la desconfianza para ganarnos el derecho a hacerle preguntas. La escucha activa crea un clima de confianza para la comunicación, a la vez que demuestra el interés por nuestro cliente.

Sondeo, detectar necesidades y motivaciones
Probablemente, la parte más difícil y la que marcará el éxito de la venta reside en cómo detectar las necesidades y, sobre todo, las motivaciones de un cliente. Un buen vendedor o vendedora no es el que habla mucho, sino el que sabe preguntar, obteniendo la información precisa sobre la que construir una argumentación de ventas totalmente "a medida".

Las preguntas son las herramientas fundamentales de cualquier vendedor. Nos permite recopilar la información adecuada para elaborar una **oferta personalizada** a cada cliente. Normalmente se empieza por **preguntas abiertas**, es decir, aquellas en las que no se puede responder con un "sí" o un "no". Nos aportan una información más amplia. Estas preguntas suelen usar el *qué, quién, cómo, cuándo, dónde y por qué*. Normalmente nos abren vías para seguir avanzando en la venta, conocer las motivaciones, necesidades e, incluso, emociones del cliente.

Por ejemplo: "¿Qué tipo de síntomas o molestias tiene?" "¿Qué tipo de gafa prefiere?" "¿Cuántas horas trabaja con ordenador?" "¿En qué consiste su trabajo?" "¿Cuándo fue la última vez que se hizo una revisión?"
La "técnica del embudo" consiste en empezar con preguntas abiertas y continuar con **preguntas cerradas.** Estas preguntas, que se responden con un "sí" o un "no", nos permiten concretar más la información. Suelen empezar con un verbo.
Por ejemplo: "¿Ha usado progresivos anteriormente?" "¿Usa lentes de contacto?" "¿Trabaja con ordenador?" "¿Conduce?" "¿Tiene preferencia por alguna marca?"

Dentro de las técnicas de venta usadas para el sondeo, también hay otras herramientas como las **preguntas de influencia o directivas**, que son aquellas que dirigen al cliente hacia la respuesta que nos interesa.

Por ejemplo: "¿Busca una gafa que sea cómoda y ligera?" "¿Quiere probar lentes de contacto que pueda usar sin problemas independientemente de las horas de uso?" "¿Le gustaría usar un progresivo con mayor campo visual?"

También tenemos las **preguntas espejo**, en las que repetimos una idea del cliente pero con otras palabras. Nos dan más información y también nos sirven para resolver algunas objeciones o para cerrar la venta.
Por ejemplo: "Entonces, ¿quiere que probemos las lentes de contacto de las que hemos hablado?" "Así que, ¿quiere un progresivo que le proporcione un campo visual lo más amplio posible?"

Argumentación de ventas
Después del sondeo, tenemos que disponer de la información necesaria sobre las motivaciones y necesidades del cliente para construir una **oferta personalizada**. Si el sondeo se ha hecho correctamente, la argumentación será muy sencilla, casi automática.

Vendrá dada por toda la información que hemos recibido. En cambio, si el sondeo no nos ha aportado la información necesaria, la argumentación será como disparar sin saber en qué dirección está la diana.

Si hablamos al cliente solo de las características técnicas de un producto, no siempre verá las ventajas que le aportan. Podemos hablar, por ejemplo, de la composición de las lentes de hidrogel de silicona, de su dk, de sus parámetros, pero seguramente al cliente lo que le interesa es que esa aportación de oxígeno mayor le va a ofrecer un gran confort, salud visual y un uso más prolongado. Cada producto no tiene solo una línea de argumentación, sino que dependerá de lo que hayamos averiguado en el sondeo.

A continuación, presentamos un caso con un número elevado de líneas de argumentación.

Una madre entra en nuestro establecimiento para comprar unas gafas graduadas a su hija de 8 años. Son sus primeras gafas. En este caso, aunque el usuario sea la niña, y las necesidades están muy definidas, la madre es el cliente.

La madre podría tener varias motivaciones de compra, aunque suele haber una principal. Para construir una argumentación a medida debemos identificar esa motivación principal.

En algunos casos puede ser **la seguridad**, ya que tiene miedo a un posible accidente con las gafas. La argumentación la podemos construir sobre la dureza de las lentes orgánicas, las monturas de silicona, etc.

En otros casos puede estar preocupada sobre todo por la **visión** o la evolución de su corrección. Tal vez podríamos argumentar lentes especiales con una pequeña adición, un buen filtro o un buen anti-reflejante.

Si la motivación principal es la **estética**, ya que es la primera vez que usará gafas y no sabe cómo puede influir eso en el colegio con los demás niños, o si su hija querrá usarlas, podemos hablar de moda, colores, marcas, lentes más transparentes, finas y estéticas, etc.

En otras ocasiones será la **comodidad**: cómo estará la niña con las gafas tantas horas al día. La argumentación se centrará en la ligereza, puentes anatómicos, materiales más suaves en la montura, etc.

En los tiempos de crisis, tal vez la motivación de compra más común sea la **economía**. Le preocupa el precio de la gafa y, sobre todo, que tenga que comprar más de una gafa por roturas o cambios de graduación. Ante esta motivación, todas las empresas tienen argumentos, en base a seguros de rotura, etc.

En definitiva, se debe describir el producto en términos de lo que puede aportar al cliente y no en términos de lo que es. Recordemos que no vendemos solo productos, sino servicios y salud visual.

Hemos visto la importancia de las técnicas de venta, pero también es muy importante tener en cuenta la atención al cliente porque ello contribuye a su fidelización. De esta cuestión hablamos en el próximo tema.

TEMA 11

LA ATENCIÓN AL CLIENTE

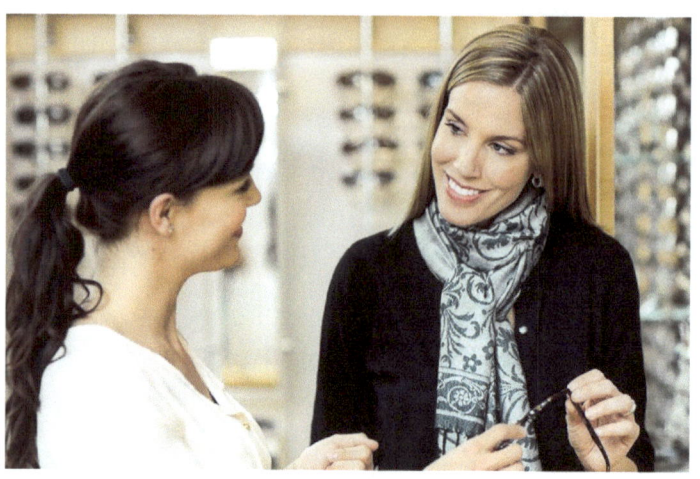

Hoy en día parece que todos tenemos claro que atender correctamente a nuestros clientes es la esencia de los negocios, pero a veces lo olvidamos. Por eso, vamos a ver en este apartado por qué es tan importante una atención eficaz.

El mundo empresarial moderno es un universo vivo y en constante evolución. La aparición de nuevas tecnologías, la economía, las políticas nacionales e internacionales y las nuevas necesidades y hábitos sociales de un momento determinado empujan a las organizaciones a orientar sus estrategias hacia los objetivos que les proporcionen una situación de ventaja en el mercado y, por ende, una mayor rentabilidad.

En ese proceso de búsqueda de unos resultados económicos que garanticen su supervivencia, viabilidad y crecimiento a través de la satisfacción de determinadas necesidades de los individuos en cuyo ámbito actúan, es donde reside la función social de las empresas y, en definitiva, la razón misma de su existencia.

Son muchos los factores que interfieren en la satisfacción de los clientes, aunque sabemos que algunos dependen fundamentalmente de la organización en sí (calidad de productos, política de precios y sistemas de pago, etc...), mientras que el mantenimiento de otros depende de forma básica de la actitud y conocimientos del personal que nutre la organización.

Una empresa orientada al servicio y a la satisfacción de los clientes como es una Óptica, ha de tener claro un estilo y unas intenciones comunicativas y de relación por parte de todos los empleados, que tiendan a promover esa experiencia positiva que tendrá como consecuencia la fidelización de la clientela y, en último término, la mejora de los resultados económicos.

Hay una expectativa que está por encima de todas las demás: los clientes quieren tener la certeza de que nosotros cuidamos de ellos. Los clientes desean sentir que cada uno de ellos es para la Óptica importante como persona. No les resulta agradable un trato estandarizado ni un estilo plastificado. Un "buenos días" de alguien que no demuestra ningún interés por el cliente lo único que transmite es: "Usted no me importa nada". Un estilo eficiente, pero aburrido y clínicamente frío, puede producir respuestas operativamente correctas pero defectuosas, porque están vacías de sentido. Los clientes visiblemente relajados y sonrientes cuando se les llama por su nombre son el indiscutible centro de nuestra atención y nuestro sincero interés por servirles.

Tom Peters, en un estudio sobre una de las más importantes empresas americanas, subraya el aspecto negativo de la carencia del "cuidado". Lo llama el factor TDC. En inglés significa "Thinly Disguised Contempt" (desprecio apenas disimulado). El estudio muestra que a menudo el cliente es tratado con desprecio por empresas mediocres (no de una forma dramática, pero sí con la intensidad suficiente como para transmitir el mensaje a los clientes). Por ejemplo:
- Evitando mirar a la cara (ponerse en contacto con la mirada).
- No diciendo "gracias".
- Charlando con los compañeros mientras un cliente está esperando.

Causas de una atención inadecuada
Detrás de una atención inadecuada podemos siempre encontrar muy distintas causas y de origen muy diferente. Si enumerásemos todas ellas y echásemos un vistazo, comprobaríamos que podríamos agruparlas fácilmente en tres bloques.

Por un lado, se encuentran aquellas que obedecen a todo lo que la persona desempeña en el puesto, lo que puede y no puede hacer.

Hacen referencia, por tanto, a problemas que no están bajo el control directo del personal que atiende al cliente.

Dentro de este grupo nos encontraremos causas que van desde las deficiencias en los equipos utilizados hasta la falta de información, pasando por la sobrecarga de trabajo, una organización inadecuada, etc. Todas estas causas, lógicamente, dificultan el trabajo del personal que atiende al cliente y requieren de este un esfuerzo adicional para evitar que estas contaminen su relación con el cliente.

Por otro lado, hay un grupo de causas que dependen de lo que sabe la persona que desempeña el puesto: son aquellas que hacen referencia a las aptitudes y habilidades que se tienen. Son, por tanto, como tales entrenables y mejorables. Dentro de este grupo nos encontramos con la falta de preparación o entrenamiento en técnicas de atención al cliente, así como la falta de experiencia en este tipo de puestos.

Por último, existen causas que dependen, en su totalidad, de lo que la persona que desempeña el puesto QUIERA o no hacer. Están en función de la voluntariedad y disposición individual que se tenga a la hora de atender al cliente. Este grupo de causas hace referencia a actitudes como considerar al cliente como un "enemigo", pensar que muchos clientes son "imposibles" o que, "por mucho que se lo expliques, no se van a enterar de nada", etc. El mantener o no este tipo de actitudes ante el cliente es una decisión que está por completo en manos de toda persona que trabaje de cara al público. No debemos olvidar que el asumir una actitud positiva de atención, incluso en las situaciones más difíciles, contribuye tanto a la satisfacción del cliente como a la del propio profesional.

A tener en cuenta
Hay que tener en cuenta que el "mejor servicio" no quiere decir nada. Lo que cuenta es el "mejor servicio tal como lo entiende el cliente" y que los usuarios son "personas". Por tanto, nuestra preocupación esencial será la satisfacción de los mismos. Para ello, no olvidemos lo siguiente:
- La cortesía lisa y llana Toda persona que contacta con la Óptica debe ser tratada como un invitado. Hacer gala de la cortesía. El colmo de la descortesía es el trato impersonal. Buen servicio es la regla y el secreto del éxito.
-

- Las cosas pequeñas marcan las diferencias La excelencia es cuestión de milímetros. Un millar de pequeñas cosas hechas un poco mejor es lo que recuerdan siempre.
- Los clientes son humanos Atención cálida, humana, palpable. Las razones del cliente son leyes para los profesionales de la Óptica.
- Ganarse la confianza del cliente y conservarla La forma de ganarla es con el pequeño detalle.
- Las reclamaciones, que valen su precio en oro, son una oportunidad de ayudar. Aportan sugerencias de mejora constante. Son indicadores claves de satisfacción Debe existir un termómetro para medir el grado de satisfacción

El interés por el cliente se expresa de cuatro maneras:

1. Cortesía

Porque usted me interesa, intentaré siempre tratarle con cortesía y respeto.

2. Equidad

Porque usted me preocupa y me interesa, le trataré siempre con profesionalidad esmerada.

3. Comunicación

Porque tengo interés por usted, escucharé siempre lo que tenga que decirme y le mantendré convenientemente informado.

4. Solución de problemas

Precisamente porque me interesa usted, intento comprender sus problemas y necesidades, y hago todo lo posible y lo imposible por solucionarlos.

Aspectos que contribuyen a una mejor atención al cliente
- ✓ Tener un rostro amable y sonriente con el cliente, puesto que somos seres sociales, es necesario transmitir nuestra pasión y ánimo para influir en la venta, y fidelizar al cliente con nuestro trato agradable.
- ✓ Explicarle al cliente los conceptos de tema comercial con ética, para que tenga empatía y confíe en nosotros.
- ✓ Explicar y aclarar al cliente su disfunción, de forma muy sencilla, para que no se enfade.
- ✓

- ✓ Nunca dejar ir al cliente poco convencido, puesto que quizás no vuelva y nos haga una mala recomendación sobre nuestra óptica.
- ✓ Tener ética profesional y no pensar que todo vale con tal de vender muchísimo.
- ✓ Mucha mano izquierda con los clientes muy exigentes.
- ✓ Mostrar pasión o énfasis en la atención a los clientes hará transmitir a tu clientela que te desvives por ellos y que amas lo que haces.
- ✓ Ayudar a los clientes de forma gratuita (cuando pueda ser), porque un cliente agradecido es un cliente fidelizado.

Una manera de ayudar al cliente es darle recomendaciones útiles para el cuidado de las gafas. Esas recomendaciones pueden ser las siguientes:

- ✓ Usar una gamuza de microfibra especial para limpiar las gafas cuando se está fuera de casa. De este modo se podrá eliminar la grasa y la humedad de su superficie, dejándola reluciente de nuevo. No obstante, esto no sustituye una limpieza regular de las gafas.
- ✓ Para evitar ralladuras en la superficie de los cristales al usar la gamuza de microfibra, conviene aplicar un poco de agua o soplar sobre los cristales para liberarlos de partículas gruesas de suciedad o de polvo.
- ✓ Es conveniente realizar una limpieza periódica de las gafas. Para ello, hay que colocarlas bajo un grifo de agua corriente para eliminar las principales impurezas. El agua debería ser templada, no demasiado caliente, para evitar dañar el recubrimiento de los cristales. Se debe aplicar suavemente un poco de detergente lavavajillas sobre los cristales, frotándolos con las yemas de los dedos sin ejercer demasiada presión. Después, aclára los con agua. A continuación, limpia las gafas cuidadosamente con un paño de microfibra. Cubrir las gafas completamente con el paño por los dos lados y deslízarlo suavemente, haciendo movimientos circulares y sin presionar demasiado. En el caso de las monturas al aire, para no tensarlas en exceso, lo mejor es sujetarlas por los bordes.
- ✓ Es recomendable utilizar un kit de limpieza con líquidos especiales que ayudarán a lucir unas gafas relucientes cada día.

- ✓ Para impurezas considerables, se debe acudir a la óptica cada 4-6 meses para que limpien las gafas con un aparato de ultrasonidos. Los cristales provistos de Efecto Loto, un tratamiento antiadherente adicional, resultan más fáciles de limpiar.
- ✓ Los materiales dañinos que hay que evitar en la limpieza son: ropa, pañuelos, papel de cocina, toallas, etc., porque dañan la superficie de las gafas (efecto lija).

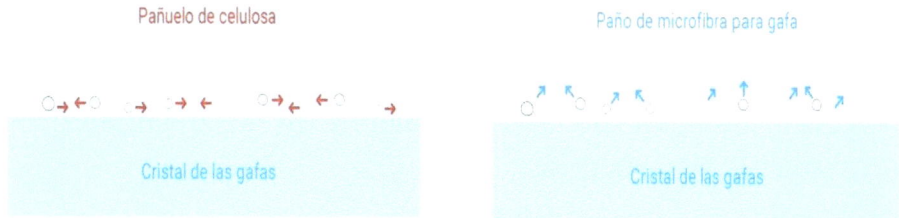

- ✓ No se debe usar pañuelos para limpiar las gafas, ya que atrapan partículas de suciedad que pueden causar ralladuras microscópicas al frotarse contra el cristal, causando que el mismo se desgaste con el tiempo y pierda su brillo y su poder de refracción. Incluso pequeñas ralladuras, que no se pueden percibir a simple vista, pueden irritar los ojos.
- ✓ Los detergentes agresivos como: limpiacristales, detergentes concentrados y productos similares dañan el recubrimiento de los cristales y la superficie de la montura.
- ✓ No hay que usar detergentes o jabones nutritivos que, si bien cuidan la piel, contienen bálsamos grasos que dejan marcas residuales en los cristales.
- ✓ La mayoría de las toallitas húmedas contiene alcohol, lo cual puede dañar los cristales orgánicos de las gafas, por lo que no conviene usarlas.
- ✓ No se debe aplicar demasiada presión en las gafas al limpiarlas para evitar que se deforme la montura y que se dañe la superficie de los cristales.
- ✓ No utilizar bajo ningún concepto lavadora ni lavavajilla porque los detergentes y las sales de estas máquinas pueden rayar los cristales. Además, la montura podría deformarse debido al calor excesivo.
- ✓ Hay que guardar las gafas siempre en su estuche. Lo óptimo sería envolver las gafas en su gamuza de microfibra antes de guardarlas. Por supuesto, la gamuza debe estar limpia para

evitar que las gafas entren en contacto con arena o partículas de suciedad.

El propio estuche es el mejor lugar para guardar la gamuza, ya que de este modo se evita la acumulación de polvo en la misma. Si se ensucia, se puede lavar el paño de microfibra con un detergente para prendas delicadas, sin emplear suavizante y a una temperatura máxima de 40 grados.

- ✓ Cuando no se puedan guardar las gafas en su estuche, hay que colocarlas siempre reposando sobre las varillas, de modo que los cristales no entren en contacto con una superficie dura que podría dañarlos. Por supuesto, se debería evitar guardar las gafas directamente en el bolsillo de un pantalón o una chaqueta, por ejemplo.

La comunicación

Hoy en día cada comercio se preocupa por encontrar el mejor medio para comunicar con sus clientes, atraerles a la tienda, fidelizarlos y, sobre todo, hacer que actúen (comprando, viniendo más a menudo hablando de la tienda con su entorno…). Los métodos para esta comunicación son cada vez más numerosos, pero a la vez unos grandes desconocidos. Vamos a ver cómo se puede comunicar dentro del sector de los centros ópticos con eficacia con los clientes a través del marketing aplicado a este sector.

Hacia una nueva comunicación en los centros ópticos

Con la transformación digital, el comportamiento de los consumidores ha cambiado totalmente. Ahora están más informados, son más exigentes y también más distantes y reservados. De hecho, según un estudio reciente, un 75% de las marcas del mercado (de todos los tipos de comercios) no se echarían de menos si desaparecieran. Esta situación impone a los comercios la necesidad de diferenciarse los unos de los otros, de dar a conocer sus productos, ser apreciados por el cliente y crear un compromiso con él.

Además, con el crecimiento de la competencia, hace falta diferenciarse y proponer servicios diferentes para atraer a los clientes. Si bien la clientela en el sector suele ser relativamente fiel, sigue siendo volátil así que es imprescindible hacer que los clientes recuerden tu marca en el momento de consideración de la compra.

Por eso se necesita establecer una estrategia digital, para permitir satisfacer a los clientes que quieren ir cada vez más rápido, guardando una calidad del servicio irreprochable, consumidores ultra conectados y que buscan sencillez y personalización en la oferta.

Una estrategia marketing que complementa el punto de venta
El objetivo no es convertirse en e-commerce, sino en crear un nuevo recorrido para los clientes que empiezan en la web para acabar en la tienda. El paso por el punto de venta es una etapa obligatoria para las ópticas porque los clientes necesitan de tus habilidades y de un acompañamiento que no podrán encontrar en internet.

Según un estudio, si el 50% de los consumidores empieza informándose online, el 64% quiere ver, utilizar o tocar los productos antes de comprarlos, por lo que el 70% de las visitas online se convierten en visitas a la tienda. Internet, a través de las páginas web, las aplicaciones móviles y las redes sociales, permite reforzar la visibilidad de la tienda y crear aún más compromiso por parte de la comunidad de clientes. Por un lado dirigiéndose a simultáneamente a todos ellos, aunque de una forma personalizada, y por el otro lado creando un recorrido de compra enriquecido y personalizado.

La web se convierte en una extensión del punto de venta físico y permite multiplicar los servicios ofrecidos, dar más consejos, proponer una colección con más modelos y productos y dar fluidez a las visitas en tienda (permitiendo a los clientes concertar citas en la página web o la aplicación móvil, lo que evitará la espera en la tienda y reducirá la insatisfacción de los clientes por este motivo).

¿Cómo comunicar con los clientes?
Depende del objetivo que se quiera alcanzar.
Para desarrollar la notoriedad del comercio: hay que comunicar el estilo de la tienda publicando imágenes de ella en la foto principal de Facebook. Permitirá a los clientes visualizar el lugar pero también comprender el concepto que se ha dado a la óptica. Si la tienda es atípica, hay que exponerlo para suscitar el interés de los consumidores. Los empleados deben intentar crear una relación afectiva con los clientes presentándoles el espíritu de la empresa. Así, será más fácil para los clientes recordar el comercio en lugar de otro y de optar por él cuando estén buscando. Hay que crear una

verdadera relación con los clientes ofreciendo descuentos o promociones.

Organizar la comunicación

Para empezar, hay que generar tráfico en la tienda. El objetivo es atraer el máximo de clientes posibles. Para alcanzarlo, hay que apoyarse en la transformación digital:
- Enviar campañas de mailing masivo: para informar a los clientes de las promociones o de la llegada de una nueva colección. Con una base de datos actualizada se podrá personalizar las campañas enviando un contenido específico que animará a los clientes a venir a la tienda.
- Envíar campañas de SMS o WhatsApp personalizados: se leen más que los correos y representa la comunicación más directa. Enviar mensajes cortos y que impacten para dar una información precisa.
- Es conveniente permitir a los clientes concertar cita online: así no tendrán que esperar en tienda

Después hay que fidelizar a los clientes. Una sola visita o una sola compra no basta, hay que lograr que vengan más a menudo y que la óptica en la que trabajas seas siempre su primera opción. Para ello, proponemos lo siguiente:

- Enviar una newsletter: así se podrá mantener un contacto con los clientes e informarles de las novedades que podrán encontrar viniendo a la tienda.
- Utiliza una herramienta de seguimiento de pedidos: para avisar a un cliente que sus gafas están listas y que puede venir a recogerlas por ejemplo. Así no tendrá que contactarte para tener la información y, sobre todo, desplazarse de forma inútil.

CUESTIONARIO DE AUTOCOMPROBACIÓN

¿Qué es el cristalino?

¿Cuáles son los líquidos que rellenan el interior del ojo?

¿Qué es la retina?

¿Qué elemento, entre otros, constituye la retina?

¿A qué contribuye el humor acuoso?

¿Qué es el sentido de la forma?

¿Qué es el sentido luminoso?

¿Qué es la hipermetropía?

¿Qué es el cierre visual?

¿Qué son los problemas binoculares?

¿Qué es el estrabismo?

¿Qué es la luz?

¿Gracias a qué nuestros ojos ven los objetos?

¿Cuáles son las propiedades de la luz?

¿Cómo son las lentes convergentes?

¿Qué es un prisma?

¿Qué determina la graduación de la vista?

¿Qué analiza el autorrefractómetro?

¿Qué es la dioptría?

¿Qué es el sentido cromático?

¿Qué supone que el valor de la dioptría sea más alto?

¿Cuándo se tiene hipermetropía?

¿Qué supone la hipermetropía?

¿Qué determina la Agudeza Visual?

¿Para qué sirve el frontofocómetro?

¿Qué es una lente oftálmica?

¿Para qué sirve la lente cóncava?

¿Cómo se compensa el astigmatismo?

¿Cuál es la función primaria de la coroides?

¿Cómo pueden ser las lentes oftálmicas?

¿Con qué otro nombre se denomina también el sentido de la forma?

¿Qué es el bloqueo?

¿Qué confieren a las lentes los tratamientos?

¿Para qué se emplean los exámenes subjetivos?

¿En qué consiste la diplopía?

¿Qué se verifica en el control de calidad de las lentes?

¿Cuándo se produce el astigmatismo?

¿Qué compensan las gafas con prismas?

¿Qué se mejora con las gafas con prisma?

¿Qué es la miopía?

¿Qué hay que tener en cuenta para obtener una montura?

¿Qué elementos debe satisfacer un buen diseño?

¿Cuáles son las características físicas de las monturas?

¿Dónde están situados el humor acuoso y el humor vítreo?

¿Cuáles son las características más importantes que deben tener las gafas?

¿Dónde está situada la retina?

¿Qué función tienen las lacas?

¿Qué es primordial a la hora de la venta de unas gafas?

¿De qué depende el tamaño de las gafas?

¿Qué pueden compensar las lentes de contacto?

¿Qué es el queratocono?

¿Cuáles son las formas en que se basan el proceso de fabricación de las lentes de contacto?

¿Qué permite el torneado?

En función de las actividades que realicen, ¿qué zonas tienen las ópticas?

¿Qué comunica la vía óptica?

¿Cuándo surge la presbicia?

¿Qué condiciones higiénico-sanitarias debe cumplir el establecimiento de óptica?

¿Quién debe gestionar el Registro de evaluaciones de la capacidad visual y prescripciones ópticas?

¿De qué se encarga el/la auxiliar de óptica?

¿Cuáles son los puntos principales del perfil de los auxiliares de óptica?

¿Qué debe tener en cuenta siempre un vendedor de óptica?

¿Qué le permite a un vendedor o vendedora de óptica ser un gran observador?

¿Cuál es el primer signo de responsabilidad de un vendedor o vendedora de óptica?

¿En qué consiste la argumentación?

¿Por qué los espejos convexos no se utilizan para enfocar?

¿Cuáles son las actitudes negativas hacia el cliente?

¿Cuál debe ser la preocupación esencial de un vendedor o vendedora?

¿Cómo se expresa el interés por el cliente?

¿Cómo se puede ayudar al cliente?

¿Dónde está situado el cristalino?

SOLUCIONARIO

¿Qué es el cristalino?
Una lente transparente y elástica biconvexa que tiene la función de concentrar, sobre la mácula de la retina los rayos de luz.

¿Cuáles son los líquidos que rellenan el interior del ojo?
El humor acuoso y el humor vítreo.

¿Qué es la retina?
Es la capa más interna del ojo.

¿Qué elemento, entre otros, constituye la retina?
Una expansión del nervio óptico.

¿A qué contribuye el humor acuoso?
Al mantenimiento de la presión intraocular, y facilita el metabolismo del cristalino, y de la córnea que carecen de vasos.

¿Qué es el sentido de la forma?
Es la facultad del ojo para percibir la figura y la forma de los objetos.

¿Qué es el sentido luminoso?
El poder del ojo para distinguir gradaciones en la intensidad de la iluminación.

¿Qué es la hipermetropía?
Es un tipo de error de refracción común donde se puede ver los objetos distantes con mayor claridad que los objetos cercanos.

¿Qué es el cierre visual?
Es la habilidad de la persona para llegar a reconocer una forma completa entre unas cuantas formas u objetos incompletos.

¿Qué son los problemas binoculares?
Son disfunciones en las que los ojos no se coordinan adecuadamente para trabajar de forma conjunta.

¿Qué es el estrabismo?
Es una desviación del eje visual de uno o de ambos ojos respecto al objeto que se pretende fijar.

¿Qué es la luz?
Es una radiación electromagnética sensible al ojo humano, que se propaga en el vacío a la velocidad de 300 000 km/s.

¿Gracias a qué nuestros ojos ven los objetos?
Gracias a que los rayos luz se reflejan en ellos.

¿Cuáles son las propiedades de la luz?
La reflexión, la refracción y la dispersión.

¿Cómo son las lentes convergentes?
Son más gruesas por el centro que por el borde y concentran, es decir, hacen converger en un punto los rayos de luz que las atraviesan.

¿Qué es un prisma?
Es un bloque de vidrio transparente con superficies planas y pulidas que refractan, reflejan o descomponen la luz en los colores del arco iris.

¿Qué determina la graduación de la vista?
La cantidad de corrección óptica que necesita una persona que padece uno o varios problemas refractivos.

¿Qué analiza el autorrefractómetro?
Analiza cuándo se proyecta la imagen sobre la retina.

¿Qué es la dioptría?
Es una unidad de medida del poder convergente de una lente.

¿Qué es el sentido cromático?
Es la capacidad del ojo para percibir los colores.

¿Qué supone que el valor de la dioptría sea más alto?
Que se va a necesitar una mayor corrección para ver nítido.

¿Cuándo se tiene hipermetropía?
Cuando el valor de la esfera es positivo.

¿Qué supone la hipermetropía?
Problemas para ver bien de cerca.

¿Qué determina la Agudeza Visual?
Determina nuestra capacidad para ver nítido a una distancia determinada.

¿Para qué sirve el frontofocómetro?
Sirve para medir la potencia dióptrica de una lente oftálmica, así como para determinar el centro óptico de la misma y la dirección del cilindro.

¿Qué es una lente oftálmica?
Es un objeto transparente compuesto por dos superficies, en la que al menos una de ellas es curvada.

¿Para qué sirve la lente cóncava?
Para compensar la miopía.

¿Cómo se compensa el astigmatismo?
Se compensa con una lente de curvatura no esférica.

¿Cuál es la función primaria de la coroides?
Nutrir la retina, el cuerpo vítreo y el cristalino.

¿Cómo pueden ser las lentes oftálmicas?
Lentes orgánicas, lentes policarbonato, lentes plástico alto índice, lentes Trivex y lentes Minerales.

¿Con qué otro nombre se denomina también el sentido de la forma?
Se denomina también agudeza visual.

¿Qué es el bloqueo?
Es la fase de fabricación de una lente en la que se aplica un tratamiento de protección en la superficie.

¿Qué confieren a las lentes los tratamientos?
Propiedades anti arañazos y mayor resistencia, y contribuyen a ofrecer una visión nítida en condiciones climáticas desfavorables, así como a repeler la suciedad y reducir los reflejos molestos.

¿Para qué se emplean los exámenes subjetivos?
Para determinar el valor refractivo del paciente en visión lejana, teniendo en cuenta las apreciaciones que realiza el propio paciente.

¿En qué consiste la diplopía?
Consiste en la proyección del mismo estímulo en dos puntos del espacio.

¿Qué se verifica en el control de calidad de las lentes?
Se verifica si son correctas las dioptrías, el eje, cilindro, grosor, diseño y diámetro.

¿Cuándo se produce el astigmatismo?
Cuando el ojo tiende a ser más ovalado y, por tanto, los rayos de luz cuando entran a través de la pupila se proyectan delante o detrás de la retina.

¿Qué compensan las gafas con prismas?
La visión irregular mediante un pulido especial aplicado en al menos una de las lentes.

¿Qué se mejora con las gafas con prisma?
La movilidad y la interacción entre los ojos, y quien las usa tiene una visión más nítida y más relajada.

¿Qué es la miopía?
Es un trastorno en que los objetos cercanos se ven con claridad, mientras que los objetos lejanos se ven borrosos.

¿Qué hay que tener en cuenta para obtener una montura?
El diseño, su definición, el proceso.

¿Qué elementos debe satisfacer un buen diseño?
La funcionalidad, la técnica y la estética.

¿Cuáles son las características físicas de las monturas?
La forma, la dimensión y los materiales y otras características técnicas como dureza, resistencia, peso, acabados superficiales o colores.

¿Dónde están situados el humor acuoso y el humor vítreo?
El humor Acuoso que está situado entre el cristalino y la córnea y el humor Vítreo está situado entre el Cristalino y la Retina.

¿Cuáles son las características más importantes que deben tener las gafas?
La dureza, la flexibilidad, la resistencia a la deformación, superficie con capacidad de alisamiento.

¿Dónde está situada la retina?
Entre la coroides y el cuerpo vítreo.

¿Qué función tienen las lacas?
Proteger las partes metálicas que estén en contacto con la piel, darle color a las gafas según las exigencias de los diseños.

¿Qué es primordial a la hora de la venta de unas gafas?
Que el cliente elija un modelo apropiado a su fisonomía y sobre todo dependiendo de la graduación que necesite.

¿De qué depende el tamaño de las gafas?
Depende del tamaño de las órbitas de los ojos y de la distancia entre los mismos.

¿Qué pueden compensar las lentes de contacto?
La miopía, hipermetropía, astigmatismo y presbicia.

¿Qué es el queratocono?
Es una afección ocular progresiva por la que la córnea normalmente circular, se afina y comienza a abultarse adoptando una forma de cono.

¿Cuáles son las formas en que se basan el proceso de fabricación de las lentes de contacto?
Centrifugado, moldeado y torneado.

¿Qué permite el torneado?
Permite fabricar lentes permeables al gas y lentes hidrofílicas.

En función de las actividades que realicen, ¿qué zonas tienen las ópticas?
Zona de atención al público, zona o gabinete optométrico, zona de tallado o montaje, zona de almacenamiento o conservación de productos.

¿Qué comunica la vía óptica?
El globo ocular con el cerebro.

¿Cuándo surge la presbicia?
Cuando la capacidad de enfocar de cerca se vuelve más difícil.

¿Qué condiciones higiénico-sanitarias debe cumplir el establecimiento de óptica?
Todo el utillaje debe estar calibrado y conservado según sus especificaciones técnicas.

¿Quién debe gestionar el Registro de evaluaciones de la capacidad visual y prescripciones ópticas?
La Dirección Técnica.

¿De qué se encarga el/la auxiliar de óptica?
De vender y ofrecer un asesoramiento técnico especializado de productos relacionados con la óptica.

¿Cuáles son los puntos principales del perfil de los auxiliares de óptica?
Los conocimientos, las habilidades comerciales y la actitud.

¿Qué debe tener en cuenta siempre un vendedor de óptica?
Un conocimiento actualizado sobre su empresa, los consumidores a los cuales se dirige, y los productos que ofrece.

¿Qué le permite a un vendedor o vendedora de óptica ser un gran observador?
Percibir lo que necesita el cliente, el tipo de servicio que prefiere, y la manera que desea ser abordado.

¿Cuál es el primer signo de responsabilidad de un vendedor o vendedora de óptica?
El compromiso.

¿En qué consiste la argumentación?
En transformar las características técnicas de un producto o servicio en ventajas personalizadas para cada cliente.

¿Por qué los espejos convexos no se utilizan para enfocar?
Porque reflejan la luz hacia el exterior.

¿Cuáles son las actitudes negativas hacia el cliente?
Evitar mirarle la cara, no diciendo "gracias" y charlar con los compañeros mientras el cliente está esperando.

¿Cuál debe ser la preocupación esencial de un vendedor o vendedora?
La satisfacción de los clientes y no olvidarse de que son personas.

¿Cómo se expresa el interés por el cliente?
Con la cortesía, con la equidad con una buena comunicación y con la solución de problemas.

¿Cómo se puede ayudar al cliente?
Dándole recomendaciones útiles para el cuidado de las gafas.

¿Dónde está situado el cristalino?
Inmediatamente detrás de la pupila.

www.ingramcontent.com/pod-product-compliance
Lightning Source LLC
Chambersburg PA
CBHW051149220526
45473CB00003B/712